COMPTE-RENDU

DU

SERVICE CHIRURGICAL

DE L'ANTIQUAILLE

PENDANT

LES SIX ANNÉES COMPRISES ENTRE LE 1er JANVIER 1849
ET LE 31 DÉCEMBRE 1854.

DISCOURS

PRONONCÉ EN SÉANCE PUBLIQUE DE L'ADMINISTRATION DES HÔPITAUX CIVILS
DE LYON, LE 30 DÉCEMBRE 1854,

PAR A. RODET,

À L'EXPIRATION DE SON EXERCICE COMME CHIRURGIEN EN CHEF.

LYON.

IMPRIMERIE D'AIMÉ VINGTRINIER,
QUAI SAINT-ANTOINE, 36.

1855.

DISCOURS

PRONONCÉ EN SÉANCE PUBLIQUE DE L'ADMINISTRATION DES HÔPITAUX CIVILS
DE LYON, LE 30 DÉCEMBRE 1854.

MESSIEURS,

L'homme qui vient d'accomplir un lointain et pénible voyage, éprouve d'autant plus vivement le besoin de raconter ce qu'il a vu qu'à ce sentiment bien naturel s'associe toujours une idée de devoir. Il sent qu'il doit signaler, à ceux qui auront à parcourir les mêmes parages, les chemins qui lui ont paru les plus sûrs et les plus courts, comme aussi les prémunir contre les écueils qu'il a rencontrés sur sa route ; et si le hasard ou la persévérance lui ont fait découvrir quelques sentiers nouveaux, il ne peut, sans se rendre coupable envers l'humanité, se dispenser de les faire connaître.

Parvenu moi-même au terme des fonctions qui m'avaient été confiées, j'éprouve le même besoin ; je sens que j'ai à remplir le même devoir, et je viens ici, en présence de l'administration qui m'a honoré de sa confiance, de mes confrères qui me font l'honneur de venir m'entendre et parmi lesquels je compte des maîtres vénérés, et de ces élèves que le désir d'apprendre attire toujours dans les solennités de ce genre, raconter ce que j'ai vu, ce que j'ai fait et les résultats que j'ai obtenus.

Je ne chercherai point toutefois à vous entretenir de tous les faits intéressants qui se sont présentés à mon observation pendant les six années qui viennent de s'écouler. Forcé de me renfermer dans des limites bien restreintes, je choisirai parmi tant de faits ceux qui me paraissent les plus dignes de votre attention, soit à cause de leur caractère essentiellement pratique, soit à cause de leur rareté ou de leur nouveauté. Le plus souvent même je négligerai les faits individuels pour vous montrer des groupes ou des faisceaux, ou bien pour m'élever à des questions de doctrine souvent débattues et pourtant toujours en litige. Heureux si l'esquisse rapide que je vais tracer ne vous paraît pas trop indigne de l'attention bienveillante que vous daignez m'accorder et si les faits que j'ai rassemblés peuvent servir pour quelque minime part à l'édifice de la science et au soulagement de l'humanité !

Les malades qui viennent chercher du soulagement à leurs maux dans le service chirurgical de l'Antiquaille sont de deux sortes : les uns sont atteints de ces affections hideuses, qui, semblables à certains parasites, s'étalent sur la peau, en altèrent la structure et deviennent une cause incessante de désespoir par leur tenacité, par les tourments qu'elles produisent et par la difficulté ou l'impossibilité de les cacher aux regards importuns. Les autres sont en proie à des maladies dont la source est presque toujours impure et que l'on ne nomme pas ou que l'on nomme tout bas lorsqu'on en est atteint.

5

§ I. DES MALADIES CUTANÉES.

Les maladies cutanées sont les premières dont je vais vous entretenir. Quoiqu'inspirant une profonde horreur ces maladies ont été négligées pendant une longue suite de siècles. Dans le dernier quart du XVIIIe siècle Lorry consigna bien dans un savant ouvrage, qui restera comme un monument impérissable, tout ce que la science dermatologique avait produit de plus important ; mais ce livre ne dissipa point les ténèbres qui planaient sur cette science et qui en rendaient l'accès si difficile. Un nouveau flambeau était nécessaire pour les dissiper.

Au commencement de ce siècle, deux hommes de génie, Alibert et Willian, se mirent à l'œuvre, l'un en France et l'autre en Angleterre. Alibert commence par rejeter les dénominations anciennes, adopte les dénominations vulgaires que tout le monde connaît, qui ont une signification assez bien définie, et constitue ainsi ses genres. Il prend ensuite les caractères généraux et s'en sert pour former ses espèces et, enfin, des caractères plus accessoires lui servent à établir ses variétés. On ne saurait concevoir rien de plus simple et cette simplicité, séduisante par elle-même, est rendue plus séduisante encore par le choix des noms qu'il impose à ses espèces et à ses variétés, lesquels sont souvent heureux et presque toujours euphoniques.

Willian, au contraire, rejette les dénominations vulgaires, descend, par l'analyse, jusqu'aux éléments anatomo-pathologiques pour former ses groupes principaux ou ses *ordres*; rattache à chacun de ses ordres un certain nombre d'espèces admises par les anciens, en conservant leurs dé-nominations primitives, pour la plupart inconnues et bar-bares, et se sert des caractères accessoires pour former ses variétés.

Sans vouloir combattre cette classification qui aujourd'hui est généralement admise, je ferai remarquer qu'elle n'a pas simplifié la science et qu'au lieu d'en rendre les abords plus attrayants, elle les a hérissés de difficultés nombreuses qui rebutent ou découragent un grand nombre d'élèves et les empêchent de se livrer à des études qui offrent pour-tant une grande importance.

La classification d'Alibert (1), faite d'un premier jet, était encore bien imparfaite sans doute ; telle qu'elle est je ne voudrais pas en prendre la défense, mais il était possible de la compléter et de la perfectionner, et elle serait pro-bablement admise aujourd'hui, si Biett, contemporain et rival d'Alibert, avait consacré ses efforts à poursuivre ce résultat, au lieu de s'attacher à perfectionner et à répandre la classification anglaise.

Quoi qu'il en soit, la classification de Willian étant adop-tée presque universellement, il y aurait du danger à lui en substituer une autre. C'est donc celle que je vais suivre

---

(1) Je n'entends parler ici que de la première classification d'Ali-bert qu'il consigna dans son *Précis théorique et pratique sur les maladies de la peau.*

dans l'exposé rapide que je vais faire de ma pratique sur les maladies de la peau.

Si l'on peut reprocher aux auteurs qui ont écrit sur ces maladies d'avoir trop multiplié peut-être les espèces et les variétés, le reproche contraire, reproche plus grave assurément, doit être adressé à la grande majorité des praticiens. Pour ceux-ci, les maladies dont la peau est susceptible ne diffèrent entre elles, pour la plupart, que par des degrés ou par des nuances sans importance ; elles procèdent toutes d'une même source, le *vice dartreux*, et elles réclament toutes le même traitement, le *soufre intus et extra et les eaux minérales*.

Rien n'est plus faux et plus funeste que cette appréciation : 1° bon nombre de maladies de la peau n'appartiennent qu'à cette membrane et ne projettent pas leurs racines dans les parties profondes de l'organisme. Toujours alors elles réclament des moyens spéciaux et les traitements généraux que l'on adresse au hasard à une cause interne qui n'existe pas ne sont d'aucune utilité et doivent nécessairement échouer ; 2° d'autres, il est vrai, sont étroitement liées à des conditions particulières de l'organisme et elles réclament alors des moyens généraux ; mais cette communauté d'origine, mais ce caractère commun, ne les empêche pas d'avoir aussi des caractères parfaitement distincts, d'attaquer dans la peau des éléments différents, d'y produire des lésions différentes, d'avoir, en un mot, une physionomie propre et de ne céder qu'à des moyens particuliers ; 3° le soufre est loin d'avoir toute la puissance qu'on lui attribue. Souvent inutile à l'intérieur comme moyen

général, il est souvent inutile aussi et quelquefois nuisible
à l'extérieur, comme moyen local. Ce n'est donc pas un
spécifique comme on le croit généralement ; ce n'est qu'une
des armes les plus importantes dont la thérapeutique dispose
pour combattre les maladies cutanées ; et encore pour que
cette arme produise tout le bien dont elle est capable et
ne produise jamais du mal, il faut qu'elle soit maniée par
des mains prudentes et expérimentées ; 4° ce que je viens
de dire du soufre s'applique également aux eaux minérales
sulfureuses. Elles constituent, sans doute, un moyen puissant, car là l'hygiène prête à la thérapeutique un important
secours. Mais elles ne sont pas non plus un spécifique : elles
ne guérissent pas toujours les maladies de la peau ; elles
les exaspèrent même quelque fois et, dans les cas où elles
peuvent réussir, il est très-rare que les moyens ordinaires,
dirigés par un praticien expérimenté, ne puissent pas produire le même résultat.

A. *L'Eczéma* (ou dartre squameuse humide) est, après
la gale, la plus fréquente de toutes les maladies de la peau.
Il se présente avec des variétés presque infinies de forme,
de siége, d'étendue, de durée, etc.

Tantôt rouge et vivement enflammé, tantôt, au contraire,
ne présentant aucune trace d'inflammation ; quelquefois
localisé sur une surface peu étendue ; d'autres fois en-
vahissant plusieurs régions et même la peau toute entière,
il se lie constamment à quelque condition vicieuse de l'organisme. Souvent héréditaire, quelquefois acquis par un
régime trop stimulant ou par des infractions graves et ha-

bituelles aux lois de l'hygiène. Il se montre de préférence chez ceux dont la peau est blanche et délicate, et dont le système lymphatique est prédominant.

Une telle maladie, qui s'accompagne de démangeaisons presque intolérables et prive souvent les malades de sommeil et de repos, devait fixer fortement mon attention. Mis très-souvent aux prises avec elle, j'ai tenté bien des moyens pour la combattre. Il n'entre pas dans mon plan de vous parler de tous ces moyens, mais seulement de signaler ceux qui ont produit les meilleurs résultats et de tracer les règles à suivre dans le traitement de cette maladie.

1º Les dépuratifs végétaux sont toujours utiles dans l'eczéma. Le soufre à l'intérieur est utile aussi, mais seulement lorsque la période d'acuité est passée.

2º Les purgatifs doivent être employés concuremment avec les dépuratifs lorsque les organes digestifs sont dans leur état d'intégrité. Dans le cas contraire ils seraient nuisibles. On les remplace alors avec avantage par la magnésie calcinée, associée à petite dose avec le soufre sublimé.

3º Si l'eczéma s'accompagne d'une inflammation vive, tenace, étendue, une saignée est nécessaire. Si l'inflammation est localisée, les sangsues placées un peu plus haut peuvent suffire. Le plus souvent même elles ne sont pas indispensables.

4º Lorsque l'Eczéma s'accompagne de rougeur et d'inflammation, il faut bannir tous les topiques irritants, sans excepter le soufre. Les cataplasmes de fécule de pomme de terre ou d'amidon, la pommade de conconbres, le cérat à l'eau de laurier cerise, et l'huile d'amande douce sont les topiques qui produisent alors les meilleurs effets. Lorsque la rougeur est dissipée, il faut recourir à des pommades légèrement astringentes ou absorbantes. Celle à laquelle je donne la préférence se compose de pommade de concombres, d'huile d'amande douce, d'eau de laurier cerise et d'oxyde de zinc. Cet oxyde constitue l'élément le plus actif de la pommade, et l'on peut en varier les doses suivant le degré d'irritation de la peau. J'ai remarqué que l'oxyde de cadmium était doué de propriétés tout à fait analogues. Il égale l'oxyde de zinc en efficacité, mais il n'y a point d'avantage à lui donner la préférence.

Ces oxydes peuvent être quelquefois remplacés avantageusement par la farine de seigle torréfiée ou par la poudre de lycopode.

5° Lorsque l'inflammation est complètement apaisée, l'atonie lui succède souvent et la maladie tend à rester stationnaire.

L'huile de cade étendue produit alors de très-bons effets, et si la maladie résiste sans s'irriter, on s'adresse avec avantage aux bains émollients et très-légèrement sulfureux.

6° Enfin un régime doux doit être imposé au malade avec d'autant plus de sévérité que sans lui il ne serait pas permis d'espérer une guérison complète et définitive.

B. La *gale*, cette maladie dont le nom seul inspire tant d'horreur, est heureusement bien rare dans les classes aisées de la société. Favorisée par l'incurie et la malpropreté, elle est au contraire fort commune dans les classes pauvres, qui la laissent croître et se multiplier avant de rien faire pour s'en débarrasser. Quoiqu'elle ait été observée et étudiée depuis bien longtemps, on peut dire qu'elle n'est réellement connue que depuis 1834, époque où *Renucci* démontra définitivement, à l'hôpital Saint-Louis, l'existence de l'insecte imperceptible qui en constitue l'agent propagateur. Cet insecte se creusant incessamment de petites galeries au-dessous de l'épiderme, ces galeries deviennent le signe caractéristique de sa présence et de la gale par conséquent (1). Se propageant avec rapidité, il infeste bientôt toute la surface de la peau ; de là indication de s'attaquer à lui pour guérir la gale. Enfin, lorsqu'il s'est multiplié, sa présence excite vivement la peau, et, véritable agent révulsif, il y appelle l'irritation de tous les points de l'organisme. La peau, devenue centre de fluxion, se couvre alors d'éruptions polymorphes qui se mêlent à celle de la gale et en masquent plus ou moins les caractères. De là

(1) Un jeune homme de 18 ans, venu à l'Antiquaille pour un chancre du frein, contracta la gale quelques jours après son entrée. Le 15 septembre 1851, la gale n'existant encore que sur les mains, je prends un acarus dans un sillon, je le dépose sur l'empreinte deltoïdienne du bras droit et je mets un verre de montre pardessus.

Le 18, une petite papule commence à paraître sous le verre de montre.

Le 19, la papule a fait place à une vésicule.

Le 20, cette vésicule présente un point noir à son sommet.

Les jours suivants un sillon part de cette vésicule.

Le 23, ce sillon à deux ou trois millim. de longueur.

Le 25, un deuxième sillon part du premier et s'en éloigne en divergeant.

Le 26, j'enlève le verre de montre et je prescrits un traitement anti-psorique.

deux conséquences à tirer. La première c'est qu'il faut détruire l'acarus le plus promptement possible ; la deuxième c'est que, dans les gales déjà un peu anciennes, il ne suffit pas de faire périr l'insecte, mais qu'il faut encore, après avoir rempli cette première indication, combattre les éruptions secondaires par des moyens appropriés.

Ce sont ces principes qui m'ont toujours guidé dans les différents traitements que j'ai mis en usage pour combattre la gale. Celui de MM. Bazin et Hardy, que j'emploie depuis deux ans, et qui est connu sous le nom de traitement en deux heures, ne doit pas échapper à ces principes. Oui, lorsque la gale est récente, lorsqu'on ne trouve sur la peau que des sillons et des vésicules acuminées, sans éruption concomitante, une friction bien faite est suffisante, et le malade peut être renvoyé sans crainte, immédiatement après. Mais lorsque la gale est déja ancienne et compliquée d'éruptions secondaires, abondantes et enracinées, qui peut oser dire à un malade qui vient de se frictionner avec tout le soin désirable : « Allez et rentrez dans le monde où vous n'inspirerez plus d'effroi, parce que tous vos acares viennent d'être détruits. » Pour moi, je ne l'ai jamais osé. Après avoir détruit la gale, j'ai toujours combattu les éruptions concomitantes, et je n'ai renvoyé les malades que lorsque la peau a été ramenée à son état naturel.

C. Il est une maladie de la peau qui n'offre pas beaucoup de gravité, mais qui mérite cependant de fixer un moment votre attention, parce qu'elle fait assez souvent le désespoir de la jeunesse, parce que l'un de ses siéges de prédilection est la figure qu'elle couvre quelquefois d'un masque hideux, et parce qu'elle se montre rebelle à la plupart des moyens qu'on lui a opposés jusqu'ici.

Je veux parler de l'*acné* ou *dartre pustuleuse*, qui attaque les follicules sébacés et se montre sous quatre formes distinctes. Tantôt il n'y a que dilatation du follicule, manifestée par un point noir, c'est l'*acne punctata*. Tantôt la matière sébacée, sécrétée en trop grande abondance par le follicule altéré, se concrète à la surface de la peau, et forme une croûte d'un gris brunâtre, dont la nature est très-souvent méconnue, c'est l'*acne sebacea*. D'autres fois le follicule enflammé sécrète du pus et se présente sous la forme d'une pustule acuminée, enflammée à sa base, c'est l'*acne simplex*. D'autres fois, enfin, les pustules ne suppurent pas ou suppurent peu; elles sont d'un rouge violacé ainsi que la peau qui les entoure, sur laquelle tranche le trajet bleuâtre des veinules devenues variqueuses, c'est l'*acne rosacea*, ou *coupe rose*, qui donne à la physionomie un aspect d'autant plus repoussant, qu'aux yeux du vulgaire, elle semble le témoignage irrécusable d'un vice honteux, celui de l'ivrognerie.

Ceux qui ont eu souvent à combattre l'acné, savent combien peu sont efficaces les moyens que conseillent les auteurs classiques. Leur insuffisance me porta de bonne heure à chercher un traitement meilleur, et je ne tardai pas à le trouver. Ce traitement est d'une très-grande simplicité. Voici de quoi il se compose :

1° Le matin et le soir, ou le soir seulement, si la maladie siége sur la figure, on fait une friction sur toutes les par-

ties malades avec une pommade composée de 30 grammes
d'axonge lavée , de soufre sublimé et de tannin, 4 gramm.
de chaque, et de quelques gouttes d'essence de bergamotte
pour l'aromatiser.

2° Tous les matins on lave les parties malades avec un
mélange d'un tiers d'eau d'arquebuse et de deux tiers d'eau
de son.

3° Si quelque pustule est trop distendue par l'accu-
mulation du pus, on en cautérise l'intérieur tous les deux
ou trois jours , avec la pointe d'un crayon de nitrate d'argent.

4° En même temps on fait prendre comme adjuvants des
boissons dépuratives , des prises de soufre et de magnésie,
quelques purgatifs salins, quelques bains sulfureux, et l'on
soumet le malade à un régime convenable.

5° Si les pustules sont enflammées , ou si la peau est
très-délicate , on peut employer une pommade un peu plus
douce, c'est-à-dire contenant un peu moins de soufre et de
tannin.

6° Si, au contraire, la peau est peu sensible et si les pustules
ne se modifient pas rapidement, on emploie une pommade
rendue plus forte, en augmentant graduellement les doses
du soufre et du tannin qu'elle contient , et l'on fait les
lotions avec un liquide plus actif, c'est-à-dire contenant
une proportion de plus en plus grande d'eau d'arquebuse.

D. Le *sycosis*, plus vulgairement connu sous le nom de
mentagre , est l'apanage à peu près exclusif de l'homme.
Je l'ai vu quelquefois sur le cuir chevelu , mais la barbe

est son siége ordinaire. Il la remplit de pustules et de croûtes hideuses, et donne à la physionomie un aspect repoussant.

Pour les auteurs anglais, pour Alibert et pour la plupart des dermatologues, le sycosis était une affection voisine de l'acné.

M. Bazin, l'attribuant à la présence d'un parasite dans le follicule pilifère, le rapproche des teignes, tandis que M. Devergie lui refuse toute analogie avec les autres maladies de la peau, mais le range néanmoins dans la classe des pustules, à côté de l'acné.

Pour moi, l'existence d'un parasite comme cause du sycosis, n'est pas démontrée, et je trouve, entre cette affection et l'acné, les mèmes analogies et les mêmes différences qu'entre les follicules pilifères, et les follicules sébacés. Le traitement que je conseille est donc le même, et il produit encore ici des effets excellents ; mais la présence des poils nécessite assez souvent qu'on y fasse subir les modifications suivantes :

1º Si la peau est enflammée ; si les pustules sont volumineuses et les croûtes épaisses, les cataplasmes de fécule de pomme de terre doivent être employés concurremment avec les autres remèdes.

2º Si la maladie est ancienne, il y a toujours des follicules qui sont altérés profondément. Il faut alors arracher les poils que renferment ces follicules et qui y agissent comme corps étrangers, et cautériser encore l'intérieur de la pustule avec la pointe du crayon de nitrate d'argent.

3º Le malade doit s'abstenir pendant longtemps de se raser, et ne couper sa barbe qu'avec des ciseaux.

E. Le *psoriasis* est une de ces maladies de la peau dont les causes nous demeurent complètement voilées. Parmi ces causes, l'hérédité est la seule dont nous puissions réellement apprécier l'influence. Semblable à ces cryptogames qui, sous le nom de lichens, envahissent l'écorce de certains arbres, il apparaît ordinairement sur la peau sans que nous puissions dire, même après avoir interrogé attentivement tout l'organisme, de quelle source il émane et pourquoi il se montre. Il grandit peu à peu, envahit souvent de vastes régions, et trace sur la peau des figures plus ou moins régulières et plus ou moins bizarres.

Après la gale et l'eczéma, le psoriasis est, de toutes les maladies de la peau, celle que l'on rencontre le plus fréquemment. C'est aussi l'une des plus rebelles. De nombreux moyens ont été préconisés pour la combattre. Biett accordait une grande puissance aux purgatifs, à la teinture de cantharides et surtout aux préparations arsenicales. J'ai maintes fois mis en usage ces différentes préparations, et, je dois le dire avec franchise, toutes les fois qu'elles n'ont pas été secondées par des moyens externes, je ne leur ai vu exercer sur l'éruption aucune influence sensible.

Lorsque la peau est atteinte de cette maladie, elle présente un phénomène très-remarquable, qui, je crois, n'a pas encore été signalé. Ses fonctions paraissent s'accomplir alors avec moins d'énergie que dans l'état ordinaire ; elle est plus sèche, quelquefois aride ; la perspiration sensible et insensible y est diminuée ; son activité semble diminuer dans les parties saines à mesure qu'elle se concentre sur les parties malades, de telle sorte, qu'entre les sécrétions

anormales des parties affectées et les sécrétions physiologi-
ques des parties saines, il s'établit un certain balance-
ment, d'où résulte une espèce d'équilibre parfaitement
compatible avec l'intégrité de la santé générale.

Pour combattre le psoriasis, la principale indication consiste donc à activer et à régulariser les fonctions de la
peau. Or, comment remplir cette indication ? Considérant
que les eaux de Louësh, qui modifient si puissamment la
vitalité de la peau, doivent une grande partie de leur efficacité à la longue durée des bains qui constituent la partie
essentielle du traitement, j'ai songé à imiter ce procédé.

1° Je fais prendre, tous les deux jours, un grand bain
chaud de deux heures d'abord, puis de trois, puis de quatre
heures, et je fais ajouter à ces bains du carbonate de soude
ou de potasse, à dose élevée, en commençant par 500 et
finissant par 1,500 ou 2,000 grammes.

2° Le matin et le soir je fais frictionner les parties malades
avec une pommade contenant une forte proportion de goudron et un peu de camphre.

3° Je fais prendre en même temps quelques préparations
dépuratives et quelques purgatifs légers, et je soumets le
malade à un régime doux.

4° Si ces moyens ne suffisent pas, je fais frictionner, une
ou deux fois par jour, les parties rebelles avec une solution
de goudron dans partie égale d'alcool, ou bien, je fais
ajouter à la pommade de goudron, soit du bi-iodure de
mercure, soit de l'iodure de soufre.

Ce traitement n'est pas infaillible, mais il est, sans con-
tredit, le plus puissant de tous ceux que j'ai mis en usage.

3

Dans un bon nombre de cas on voit surgir , chez ceux qui en font usage, une éruption à laquelle je ne connais pas d'analogue. Ce sont des élevures qui ressemblent, au premier abord, aux pustules de l'acné , mais qui sont toujours pleines et traversées par un poil. Elle paraissent dues à une hypertrophie du follicule pilifère. Elles se montrent surtout sur les jambes et sur les bras , au milieu des plaques du psoriasis aussi bien que dans leurs intervalles. Elles attestent que le traitement modifie puissamment la vitalité de la peau. Elles sont d'un bon augure , et l'on doit les considérer , habituellement , comme le présage d'une guérison prochaine. Quelquefois l'éruption artificielle prend la forme du prurigo ou du lichen. Elle annonce alors des modifications moins profondes , et je la considère comme moins favorable que la première.

F. Le *pityriasis versicolor*, n'offre de l'importance qu'à raison des erreurs de diagnostic dont il est souvent la cause. Sa teinte fauve , plus ou moins cuivrée , paraissant trahir une origine syphilitique, est un piége où beaucoup de praticiens se laissent prendre en prescrivant des traitements spécifiques , dont le moindre inconvénient est de n'avoir aucun effet sur l'éruption. D'une autre part, la dénomination de taches hépatiques qu'on lui donne quelquefois, fait rapporter au foie une maladie qui n'a point de connexion avec lui, et devient la source d'une thérapeutique nécessairement inefficace.

Le pityriasis versicolor a son siége précis dans ce qu'on appelait autrefois le corps muqueux de Malpighi , dans la couche pigmentaire et dans l'épiderme. C'est là qu'il faut l'attaquer et le détruire. Ses relations avec l'ensemble de l'économie paraissent tout à fait nulles , et je n'ai jamais vu sa guérison, même rapide, entraîner le moindre désordre du côté de l'organisme.

Le moyen que j'emploie, depuis près de dix ans et qui me réussit à merveille , consiste à faire frictionner , deux fois par jour, toutes les taches du pityriasis versicolor, avec une pommade composée de 30 grammes d'axonge et de 6 gram. d'iodure de soufre. Au bout de sept ou huit jours , la peau devient rouge et un peu douloureuse , l'épiderme se détache par écailles, entraînant les taches avec lui. Quelquefois, cependant, quelques taches plus profondes survivent à la chute de l'épiderme et nécessitent de nouvelles frictions. Arrivé là, il ne reste plus qu'à terminer la cure en faisant prendre quelques grands bains émollients.

G. La *lèpre tuberculeuse* , ce terrible fléau qui, pendant plusieurs siècles, sema parmi nous l'épouvante et la mort, a, très-heureusement, disparu de nos contrées d'une manière à peu près complète. C'est tout au plus si quelques points isolés de notre territoire en présentent encore quelques rares exemples. Elle est moins rare aux Antilles et dans certaines localités de l'Afrique , et c'est, en général, de ces contrées lointaines que nous viennent les cas que nous avons l'occasion d'observer.

La lèpre tuberculeuse ne s'est présentée que deux fois à mon observation dans un espace de six années ; mais ces deux cas m'ont montré deux types bien différents. Le premier malade , nommé Joseph Gigord , était âgé de 48 ans et était natif du département de l'Ardèche. Sa maladie datait de quatre ans. Il l'avait contractée à la Guadeloupe, après un séjour de douze ans. Elle avait commencé par le bras gauche et s'était étendue ensuite successivement sur les membres inférieurs et sur la figure , dont les traits épaissis et livides , les lèvres grosses et saillantes , les oreilles hypertrophiées et déformées , et les sourcils proéminents, dépourvus de poils et séparés par deux sillons profonds, rappelaient assez bien la physionomie du lion. Ce malade éprouvait dans les membres une sorte d'engourdissement. Ses forces avaient beaucoup diminué ; il ne transpirait plus ; l'appetit et la soif étaient exagerés , et la peau avait perdu une partie de sa sensibilité.

Des bains sulfureux lui avaient été administrés aux Antilles, mais sans succès. Il avait ensuite suivi à l'hôpital Saint-Louis, un nouveau traitement par l'huile iodée et par les bains de vapeurs , qui avaient un peu amélioré son état.

A son arrivée à l'Antiquaille , le 16 décembre 1852, je le soumis au traitement que M. Beaumès avait si fortement préconisé. Je lui fis prendre trois bains de vapeur par semaine, et j'appliquai successivement, sur toutes les parties malades, des vésicatoires volants, que je fis panser avec des plaques de plomb. Sous l'influence de ce traitement, les engorgements de la peau se dissipèrent presque complètement, la physionomie devint plus naturelle, les forces augmentèrent, l'engourdissement diminua , et l'on pouvait se flatter de quelque espoir d'arriver à une guérison plus complète, lorsque le malade fut forcé de quitter l'Antiquaille, et d'interrompre son traitement deux mois après l'avoir commencé.

Le deuxième malade entra quinze jours après le premier. Il se nommait Langelin Benoît , avait 34 ans et était natif d'Azé (Saône et Loire). Il avait passé six ans soit à Cayenne, soit au Sénégal, et était rentré en France depuis trois ans et demi. Sa lèpre ne commença que deux ans après son retour. Elle débuta par la face et envahit ensuite les mains, puis les pieds, et s'étendit de là à différentes parties, mais, toutefois , en respectant le tronc à peu près complètement. Six mois après , la voix prenait de la raucité, et six mois plus tard, les lèvres commençaient à s'ulcérer. La maladie avait donc marché avec une rapidité extrême. Dix-huit mois à peine nous séparaient alors de son début, et déjà elle avait produit des ravages affreux. Les orteils étaient gros, déformés et couverts d'ulcères livides. Les doigts présentaient des ulcérations analogues, mais moins avancées. La langue, l'isthme du gosier et tout l'intérieur de la bouche étaient parsemés de tubercules ulcérés. Les lèvres, gonflées, saillantes et renversées, étaient couvertes d'ulcères, et sa bouche, habituellement entr'ouverte, laissait couler continuellement une bave qui exhalait au loin une odeur nauséabonde. Ajoutez à ces traits, des pommettes saillantes, un nez épâté, des oreilles déformées, des sourcils proéminents, bosselés et séparés par des rides verticales profondes, une peau livide et dépourvue de poils, et vous aurez la physionomie la plus hideuse et la plus repoussante que vous ayez pu concevoir.

Les différents moyens que je mis en usage restèrent sans effet contre une maladie aussi redoutable. L'iodure de potassium, l'huile de foie de morue et les vésicatoires ne l'empêchèrent pas de suivre sa marche fatale. Les altérations du larynx amenèrent, à plusieurs reprises, des menaces d'asphyxie. Enfin, le 29 avril, trois mois environ après son entrée, il fut pris d'une suffocation effroyable. L'idée me vint alors de pratiquer la trachéotomie ; mais, calculant, avant de m'y résoudre, les chances de l'opération, et réfléchissant qu'elle pouvait tout au plus prolonger de quelques jours une existence cent fois pire que la mort, je crus devoir y renoncer. Trois jour après, le malade succombait au milieu d'une affreuse agonie.

H. A une époque, qui est encore peu éloignée de nous, on accordait une grande valeur aux préparations arsenicales dans le traitement des maladies de la peau. Leur emploi est aujourd'hui beaucoup plus restreint. Elles n'ont certainement pas toute l'efficacité qu'on leur avait attribuée ; mais cependant, il est des cas où elles exercent sur la peau une influence incontestable. Le cas où cette influence est la plus manifeste, est celui où il existe, chez le malade, ce qu'on appelle une *diathèse furonculeuse*. L'arsenic, donné alors à dose faible, mais croissante, hâte la résolution des furoncles qui ont déjà atteint leur entier développement, entrave la marche de ceux qui sont à leur période croissante, fait avorter ceux qui naissent plus tard et, en définitive, met fin à ces éruptions souvent si longues, si tenaces et si pénibles pour les malades. J'ai constaté ces effets un grand nombre de fois et, si je leur accorde ici une petite place, c'est uniquement parce qu'ils n'avaient pas encore été signalés, et que je crois être le premier qui les ai observés. Du reste, je me hâte de le dire , si l'arsenic est un moyen puissant contre les éruptions furonculeuses, il pourrait devenir une arme dangereuse entre des mains inexpérimentées. Ces éruptions sont quelquefois le résultat d'un effort suprême et bienfaisant de la nature ; elles sont quelquefois critiques et doivent être soigneusement respectées. Mais il est des cas où elles ne font qu'épuiser les forces, où elles constituent une maladie véritable, ou bien une complication fâcheuse , et ces cas sont les seuls où l'art ait le droit d'intervenir , et où les préparations arsenicales puissent être employées avec succès.

J'aurais bien voulu vous dire quelques mots des teignes, du pemphygus , du lupus et de quelques autres maladies de la peau, sur le traitement desquelles j'ai fait des recherches et des observations qui, peut-être, n'auraient pas été tout à fait dépourvues d'intérêt , mais les limites que je me suis imposées, me forcent à passer de suite à la deuxième classe des maladies dont j'ai promis de vous entretenir.

§ II. DES MALADIES VÉNÉRIENNES.

Messieurs, en abordant l'exposé sommaire de mes observations sur les maladies vénériennes , j'éprouve un certain embarras. Comment trouver des expressions qui n'offusquent personne, et qui, pourtant, rendent clairement et pleinement ma pensée ? Comment concilier les convenances du langage avec les exigences de la science ? Ce qui me rassure toutefois, c'est que, si parmi les personnes qui me font l'honneur de m'entendre , il en est qui ne sont pas initiées au langage grave, mais libre de la médecine, il n'en est aucune du moins qui soit étrangère à celui de la science. Or, la science est comme la main des anciens rois, elle peut tout ennoblir, et faire servir les choses les plus abjectes au profit sacré de l'humanité. Je puis donc dépouiller toute entrave et toute hésitation, et vous parler librement de ces maladies qui font de si nombreuses victimes, bien con-vaincu que mon langage ne surprendra et ne blessera per-sonne.

De la Blennorrhagie.

Jadis on rapportait au même virus toutes les maladies qu'engendre la débauche. La blennorrhagie et le chancre, procédant de la même source, étaient de même nature et produisaient les mêmes conséquences. Pendant longtemps cette doctrine ne rencontra aucun contradicteur ; mais plus tard il en surgit plusieurs qui lui portèrent de très-rudes coups. A la fin du XVIIIe siècle, B. Bell accumula contre elle une série de preuves qui l'auraient ruinée de fond en comble et qui auraient entraîné la conviction universelle, si les erreurs qui ont reçu la consécration de plusieurs siècles, pouvaient être facilement abandonnées , et si les vérités qui leurs succèdent pouvaient se passer de la même consécration. Il démontra que la blennorrhagie ne produit jamais le chancre et n'en provient jamais; que ses effets sont toujours locaux, et qu'elle n'infecte jamais la constitution. Il admit, en conséquence, que la blennorrhagie est le résultat d'un virus parfaitement distinct de celui qui produit le chancre.

M. Ricord, auquel la syphilographie doit tant de découvertes ou d'aperçus lumineux, vint compléter la démonstration de Bell, en y ajoutant une preuve irrécusable, fournie par l'expérimentation directe. Mais il alla plus loin que Bell et ne s'arrêta pas à l'idée d'un virus particulier. N'ayant jamais obtenu d'ulcération par l'inoculation sous-épidermique du muco-pus blennorrhagique, il rejeta l'existence d'un virus quelconque dans ce muco-pus, et la blennorrhagie devint pour lui une simple inflammation catarrhale de la membrane muqueuse génito-urinaire.

J'ai tenté bien des fois d'inoculer sur la peau le muco-pus blennorrhagique. Ces inoculations ne produisent jamais rien, si ce n'est un peu d'inflammation ou quelquefois une petite pustule qui guérit promptement, et il est très-certain pour moi que, lorsqu'elles ont donné lieu à des ulcérations chancreuses, le muco-pus renfermait quelques parcelles de virus chancreux, dont la source avait échappé aux expérimentateurs. La blennorrhagie et le chancre ne sont donc pas le résultat du même virus. C'est là une vérité sur laquelle il ne peut subsister aucun doute, excepté pour ceux qui ferment obstinément les yeux en présence des faits les plus éclatants.

Mais de ce que la blennorrhagie ne peut pas s'inoculer sur la peau, de ce qu'elle n'émane pas de la même source que le chancre, s'ensuit-il qu'il n'y ait rien de spécial dans la cause qui la produit, qu'elle ne soit qu'une simple inflammation catarrhale et qu'elle puisse se produire sous l'influence d'une cause irritante quelconque ? Non, très-certainement, et, en tenant compte de tous les faits que j'ai scrupuleusement observés, j'arrive à conclure : 1° que la blennorrhagie n'est pas une simple inflammation ; 2° qu'elle est le résultat d'une cause spéciale, inconnue dans son essence ; 3° que cette cause n'infecte jamais la constitution, et borne en général ses effets à la sphère génitale ; 4° que cette cause est susceptible de se multiplier et de se reproduire indéfiniment, à la manière des virus ; 5° que si l'on refuse à cette cause le nom de virus, il est du moins impossible de nier qu'elle soit contagieuse.

Si la blennorrhagie n'était qu'une simple inflammation, si le muco-pus blennorrhagique n'était qu'une matière irritante, mais dépourvue de propriétés contagieuses, comme le croit M. Ricord, il y aurait toujours proportion entre le degré d'acuité de cette inflammation et les qualités irritantes des mucosités plus ou moins puriformes qu'elle produit. Or, cette proportion n'existe pas. J'ai vu souvent des vaginites aiguës, accompagnées de rougeur, de douleur, de chaleur et de gonflement, produire des sécrétions dont le contact avec les organes génitaux d'un homme sain, restaient sans résultat. D'une autre part, j'ai vu bien plus souvent encore, chez l'homme comme chez la femme, des blennorrhagies arrivées à leur déclin et ayant perdu, non seulement leurs signes d'acuité, mais même tout caractère inflammatoire, produire des sécrétions capables de donner lieu, par leur contact, à d'autres blennorrhagies parfaitement caractérisées.

Les semences qui restent inertes lorsqu'on les plonge dans le sein de la terre, et qui ne germent qu'à la condition d'être déposées à sa surface, n'en sont pas moins des semences. Si donc le muco-pus blennorrhagique ne produit ses effets que lorsqu'il est déposé sur la surface de certaines membranes, de quel droit lui refuserait-on des propriétés spécifiques, virulentes ou au moins contagieuses ? Or, ce n'est pas là une simple supposition. Ces sortes d'inoculations ont été faites souvent, et elles réussissent aussi bien à produire la blennorrhagie que l'inoculation sous-épidermique du virus chancreux réussit à produire le chancre. On les employait jadis pour combattre certains accidents que l'on attribuait à des métastases du virus blennorrhagique, et M. Baumès rapporte, dans son savant ouvrage sur les maladies vénériennes, qu'il les a pratiquées deux fois pour remplir la même indication.

Comme elles sont aujourd'hui justement abandonnées et qu'elles constituent, par conséquent, des faits devenus bien rares, je crois devoir citer, avec quelques détails, la seule tentative de ce genre à laquelle j'ai eu l'occasion de recourir.

Un jeune homme de 18 ans, nommé M*** Joseph, contracte une blennorrhagie, la néglige et continue à faire des excès. L'écoulement diminue, les symptômes inflamatoires se dissipent, mais il survient dans le testicule gauche une névralgie qui augmente graduellement d'intensité, et s'irradie peu à peu à l'aine gauche d'abord, puis à la cuisse, et s'étend enfin jusqu'au mollet et au talon du même côté.

Il entre à l'Antiquaille, le 2 juin 1851, vingt-deux mois après le début de sa blennorrhagie qui est alors réduite à un suintement insignifiant. Mais ses douleurs névralgiques ont acquis une intensité extrême. Elles sont rémittentes, tolérables le jour, mais atroces et intolérables la nuit.

Le quinquina, même à forte dose, ayant complètement échoué ; l'iodure de potassium étant resté sans effet, et les anti-spasmodiques, les vésicatoires, le chloroforme et les topiques de tout genre, n'ayant produit, non plus, aucun résultat favorable, je me décidai, le 17 juillet, quarante-cinq jours après l'entrée du malade, à essayer ce que produirait l'inoculation de la blennorrhagie. Je déposai donc dans la fosse naviculaire, de la matière mucoso–purulente que j'avais prise sur un autre malade dont la blennorrhagie, datant d'un mois environ, avait déjà perdu son acuité et était arrivée à l'état sub-aigu. Le résultat de cette inoculation fut une blennorrhagie aiguë qui commença à paraître deux jours après, augmenta rapidement d'intensité et s'accompagna bientôt de douleurs vives en urinant, et d'érections fréquentes et très-douloureuses. Mais, à mesure que cette blennorrhagie parcourait sa période croissante, les douleurs névralgiques prenaient, au contraire, une marche décroissante. Elles ne disparurent pas complètement, mais elles s'affaiblirent assez pour permettre au malade de retrouver le sommeil qu'il avait perdu depuis si longtemps. Sur les instances du malade, je me hâtai trop de calmer ses douleurs uréthrales, dont je me reprochais d'être la cause volontaire, car, à mesure que celles-ci s'apaisaient, les autres reprenaient une partie de leur intensité. Enfin, le malade quitta l'Antiquaille, le 1er octobre 1851, guéri de sa blennorrhagie, mais conservant encore ses douleurs névralgiques qui, cependant, étaient beaucoup moins fortes qu'avant l'inoculation.

De même que tous les ulcères ne fournissent pas un pus inoculable et ne sont pas des chancres, de même aussi tous les écoulements uréthraux et vaginaux ne fournissent pas un mucus contagieux, et ne sont pas, à proprement parler, des blennorrhagies.

Ces écoulements peuvent être produits par une foule de causes que je ne veux pas énumérer, mais je ne puis m'empêcher de faire remarquer qu'ils surviennent très-rarement chez ceux qui n'ont jamais eu antérieurement de blennorrhagie véritable ou spécifique (1).

(1) Dans la majorité des cas ces écoulements simples surviennent chez des individus qui, à la suite d'un repas stimulant et de libations copieuses, se livrent à l'acte vénérien avec une certaine phrénésie. Quelquefois, cependant, ils se produisent sous l'influence de causes légères; mais alors il existe chez le malade une prédisposition très-prononcée, soit une irritation des parties profondes du canal de l'urèthre, soit un suintement laissé par une blennorrhagie antérieure, incomplètement guérie, soit une spermatorrhée légère, soit, enfin, une disposition naturelle de toutes les membranes muqueuses aux affections catarrhales, etc.

J'ai rencontré un cas semblable à celui que M. Amédée Latour a cité dans les *Lettres de M. Ricord sur la syphilis.* Il s'agit d'un officier d'artillerie qui, la veille de son départ de Toulouse où il était en garnison, passa la journée entière avec une femme qu'il aimait, mais avec laquelle il n'avait jamais eu de rapports sexuels. Ses désirs, aiguisés par l'idée d'une séparation prochaine, furent portés au comble et ne purent être satisfaits. Le lendemain, pendant sa route, il s'aperçut d'un écoulement blanc-jaunâtre et abondant, accompagné

Le diagnostic différentiel de la blennorrhagie et des écoulements simples ou blennorrhoïdes, ou , si l'on veut, de la blennorrhagie spécifique et de la blennorrhagie catarrhale, est souvent des plus faciles. Il est des cas, au contraire, où cette dernière prend tellement les caractères apparents de la première , que ce diagnostic est tout à fait impossible (1).

de douleur du canal, surtout pendant l'émission des urines. Il ne prit aucun remède, ne changea rien dans ses habitudes, et trois jours après, cet écoulement s'arrêta spontanément. Cet officier, en me racontant ce fait, m'affirma qu'à cette époque il y avait huit mois qu'il n'avait eu de relation sexuelle avec aucune femme.

(1) En général, les écoulements blennorrhoïdes apparaissent plus tôt après l'action de la cause qui les a produits, et ne présentent pas de période d'incubation comme la véritable blennorrhagie. Ils sont plus ténus, moins opaques et moins douloureux. Cependant, il n'est pas rare de les voir se propager jusqu'au col de la vessie et s'accompagner de fréquentes envies d'uriner.

Le copahu et le cubèbe n'exercent pas sur ces écoulements la même influence que sur ceux de la blennorrhagie proprement dite. Ces écoulements doivent être combattus d'abord par les délayants, puis par les astringents, et, s'ils résistent à ces moyens généraux, on doit recourir à des injections toniques et astringentes. Celles qui réussissent le plus souvent dans ces cas sont celles de vin de Provence étendu d'eau. Souvent aussi je me suis bien trouvé des injections suivantes :

> Eau distillée.......... 100 gr.
> Sucre de Saturne...... 1
> Chlorure de zinc........ 0 10
> M. S. A

Je dois faire remarquer que, si des écoulements blennorrhoïdes sont quelquefois pris pour de véritables blennorrhagies, l'erreur opposée, celle qui consiste à prendre la véritable blennorrhagie pour un écoulement simple, est peut-être plus fréquente. Très-souvent, on le sait, les malades affirment que la femme avec laquelle ils ont

Mais cette similitude, plus ou moins parfaite, donne-t-elle le droit de conclure à l'identité de nature ? C'est comme si l'on se croyait autorisé à donner le nom de chancres à tous les ulcères qui peuvent revêtir l'apparence chancreuse, lors même qu'ils n'ont pas été le résultat d'un virus et que le pus qu'ils sécrètent n'est pas virulent. Cette difficulté, que présente quelqufois le diagnostic de la blennorrhagie, n'est qu'une imperfection de l'art, et elle ne saurait être invoquée comme étant incompatible avec la distinction théorique de deux espèces de blennorrhagies. La même difficulté peut se présenter, quoique très-rarement, je l'avoue, à l'égard des chancres et de certains ulcères qui en prennent l'apparence. Il y a des cas où la distinction rigoureuse ne peut être établie que par l'inoculation. Ce moyen, qui devient ainsi, dans certains cas, la preuve univoque de la nature virulente ou non virulente de certains ulcères, pourrait aussi être invoqué comme un critérium irrécusable qui établirait la ligne de démarcation entre la blennorrhagie simple et la blennorrhagie contagieuse, s'il n'était souvent difficile dans l'application, et toujours dangereux dans ses conséquences.

contracté leur maladie est parfaitement saine. Si l'on examine celle-ci, elle ne présente quelquefois, au premier abord, aucune trace de maladie. Mais, si l'examen est fait avec soin, si l'on presse le canal de l'urèthre d'arrière en avant dans un moment où les urines n'ont pas été expulsées depuis longtemps, on en voit souvent sortir une goutte muqueuse ou mucoso-purulente. Or, cette goutte est l'indice à peu près certain d'une blennorrhagie antérieure qui n'est pas complètement guérie et qui peut bien avoir conservé encore ses propriétés contagieuses.

La blennorrhagie donnerait lieu à un certain nombre de considérations pratiques d'une assez grande importance, mais je les passerai sous silence pour la plupart, et je me bornerai à quelques aperçus plus ou moins nouveaux, sur ses principales complications et sur les moyens qui m'ont paru les plus propres à les combattre.

1° *Excoriations de la muqueuse uréthrale.* — Parmi ces complications, il en est une que je n'ai vue signalée nulle part d'une manière explicite. Elle me paraît constituée par des excoriations superficielles de la membrane muqueuse du canal de l'urèthre. Quand cette complication existe, l'émission des urines occasionne toujours de vives douleurs ; il semble au malade qu'un liquide irritant passe sur des surfaces exulcérées. Les autres signes de l'inflammation ne sont pas en rapport avec l'acuité de ces douleurs, qui ne sont calmées ni par les sangsues, ni par les boissons délayantes, ni par les bains, ni par les préparations opiacées. Le remède souverain de cette complication, est le nitrate d'argent, employé en injection, à dose extrèmement diluée. Un centigramme de cet agent, dissous dans 100 grammes d'eau distillée, suffit, en commençant, et produit une sédation presque instantanée ; mais on doit en suite, successivement, doubler, quadrupler et décupler cete dose. Ce moyen n'a pas pour seul effet de calmer les douleurs. On voit aussi les autres signes de l'inflammation et l'écoulement lui-même diminuer rapidement sous son influence, et disparaître bientôt complètement. Cette complication coïncide quelquefois, mais non toujours, avec des excoriations du gland et du prépuce , qui cèdent aussi rapidement à l'action du nitrate d'argent , et ce sont des cas de ce genre qui m'ont mis sur la voie de sa véritable nature et du traitement qui en triomphe le plus aisément.

2º *Granulations du canal.* — Une autre complication plus connue, mais sur laquelle on n'a pas assez insisté , consiste dans le développement anormal des follicules mucipares de la muqueuse uréthrale. Ces petits organes , distendus et épaissis par l'inflammation, se présentent, autour du canal, sous la forme de grains plus ou moins irrégulièrement disposés. Tant qu'ils ne sont pas revenus à leur état naturel , ils rendent impossible la guérison complète de l'écoulement , en versant dans l'intérieur du canal le produit de leur sécrétion plus ou moins viciée. Cette complication cède très-bien aux émollients et aux résolutifs, lorsqu'elle est légère. Quand elle est forte , elle résiste souvent à ces moyens, et réclame alors l'emploi d'un vésicatoire placé en forme de bandelette le long du canal et réitéré, s'il le faut , une ou plusieurs fois (1).

(1) Un autre moyen qui produit aussi de bons effets, dans ce cas, consiste à faire des frictions le long du canal, deux fois par jour, avec une pommade composée de 8 grammes d'onguent napolitain et de 0,50 centigrammes d'iodure de potassium. Ces frictions ne tardent pas à amener une irritation vive de la peau, et même des excoriations assez douloureuses. Elles ont une action à la fois révulsive et résolutive. Elles sont moins efficaces que le vésicatoire, mais elles peuvent, cependant, être substituées à ce dernier moyen, chez les malades qui en redoutent l'emploi.

3° *Epididymite blennorrhagique.* — Il arrive souvent que la blennorrhagie ne borne pas ses effets au canal de l'urèthre, mais qu'elle va frapper au loin un testicule, et quelquefois tous les deux successivement. C'est là sa complication la plus fréquente. C'est celle que les malades redoutent le plus. Quoique désignée généralement par le nom d'*orchite*, cette inflammation n'a pas son siége ordinaire dans le corps du testicule, mais bien dans l'épididyme, ainsi que Swediaur l'annonça le premier, et que tout le monde a pu l'observer depuis. Le nom d'épididymite blennorrhagique, que lui a imposé M. Ricord, est donc préférable à celui d'orchite, et doit être conservé.

La sympathie, la métastase et l'extension de proche en proche, ont été tour à tour ou simultanément admises, pour expliquer l'apparition de cette inflammation. Sans discuter la valeur de ces différentes théories, je ferai remarquer que, d'après mes observations, la douleur initiale, qui annonce le début de cette complication, est perçue par les malades, tantôt le long du canal déférent, et tantôt dans l'épididyme. Il semble donc que l'épididymite blennorrhagique peut être le résultat de l'extension et de la métastase, et que ces deux modes de production sont à peu près également fréquents.

Mais, ce que je tiens surtout à signaler, c'est l'influence très-sensible qu'exerce l'état saburral des premières voies sur la production de l'épididymite blennorrhagique. Tout le monde a remarqué, qu'à certaines époques de l'année, cette complication est beaucoup plus fréquente qu'à l'ordinaire. Eh bien, qu'on y regarde de près, et l'on verra que ces espèces d'épidémies coïncident avec des constitutions médicales , dont les états saburraux constituent le symptôme prédominant.

Il est des cas où l'épididymite passe d'un testicule à l'autre avec une facilité extrême, et échappe ainsi, en quelque sorte, aux moyens qu'on lui oppose. Dans ces cas encore , l'état saburral joue un rôle important et doit être combattu d'abord , afin que le testicule , soustrait à cette influence, puisse arriver, sans nouvel obstacle, à une guérison définitive.

Lorsque l'épididymite se présente dans l'une ou l'autre des deux conditions que je viens d'exposer, l'émétique en lavage , répété une ou plusieurs fois , exerce sur elle l'influence la plus heureuse et la plus manifeste. Ce moyen est surtout utile dans le second cas, car il est le seul qui m'ait permis de mettre rapidement un terme à ces répétitions successives de l'inflammation d'un testicule à l'autre , et de guérir ainsi, en peu de temps, l'une des formes les plus rebelles de l'épididymite blennorrhagique (1).

4° *Cystite blennorrhagique.* — D'autres fois la blennorrhagie s'étend de proche en proche jusqu'aux parties les plus profondes du canal de l'urèthre, et atteint le col de la vessie, et même quelquefois la vessie tout entière. Cette complication, souvent méconnue lorsqu'elle est peu intense , est beaucoup plus fréquente qu'on ne le croit géné-

(1) Ce sujet a été traité avec soin par M. le docteur Michel, un de mes internes les plus distingués. (Voyez Thèses de Montpellier, 1854, n° 86).

ralement. Elle reconnaît souvent pour cause des excès quelconques, ou bien un traitement mal dirigé ou mal suivi: mais elle survient aussi quelquefois au milieu du traitement le plus méthodique et des soins les mieux entendus. Ce dernier cas s'observe chez des malades dont la vessie est habituellement irritée, qui ne peuvent pas garder long-temps leurs urines, et chez lesquels le moindre écart de régime détermine des besoins d'uriner plus fréquents et plus impérieux encore qu'à l'ordinaire ; ou bien chez des individus à peau blanche et délicate, à tempérament lymphatique très-prononcé, et fortement disposés aux affections catarrhales ; ou bien enfin chez ceux qui, sans être malades, ne sont jamais bien portants, qui éprouvent constamment quelques malaises, mais des malaises mobiles, changeant facilément de siége, et se rendant, au premier appel, partout où les attire quelque cause d'irritation.

La cystite blennorrhagique, qui survient sans prédisposition, cède ordinairement assez vite à un traitement énergique et rationnel. L'autre, au contraire, est presque toujours tenace et rebelle, et résiste longtemps aux moyens de l'art les mieux dirigés.

La thérapeutique de cette espèce de cystite est très-peu avancée. La plupart des auteurs s'abstiennent d'en parler ou en parlent à peine. Elle n'est efficace qu'à la condition d'être méthodique et basée sur certaines règles que je vais essayer d'établir, en me fondant sur un grand nombre d'observations.

La cystite blennorrhagique se compose de trois éléments

distincts qui sont : *l'élément congestif*, *l'élément nerveux* et *l'élément catarrhal*.

Ces trois éléments doivent être combattus successivement et non pas simultanément, si l'on ne veut pas s'exposer à aggraver la maladie, ou, au moins, à lutter sans succès. Le premier élément, réclame les évacuations sanguines locales, plus ou moins répétées, et, quelquefois même, la saignée générale. Le deuxième, exige l'emploi de l'opium en lavement, ou de la belladone en suppositoire, ou de la jusquiame à l'intérieur, à dose élevée, depuis 0,25 centigrammes, jusqu'à 1 gramme, en 24 heures. J'ai essayé aussi la mandragore et le datura stramonium, mais je leur préfère la belladone, et, surtout, la jusquiame. Enfin, le troisième élément doit être combattu par les balsamiques, tels que les bourgeons de sapin, le baume de tolu, le baume du Pérou, etc., par les vésicatoires appliqués successivement sur l'hypogastre, sur le sacrum et sur le périnée, et, en dernier lieu, par des révulsifs appliqués sur les membres supérieurs et entretenus pendant un temps suffisant.

5° *Ophthalmie blennorrhagique.* — Je n'ai rencontré que trois fois l'ophthalmie blennorrhagique, deux fois sur les deux yeux, et une fois sur l'œil droit seulement. Dans ces trois cas, j'ai été assez heureux pour enrayer la marche de cet affreux accident et pour conserver l'intégrité des yeux et de la vue. Dans un cas, cependant, il est resté sur la partie inférieure de la cornée de l'œil gauche, une tache que rien n'a pu faire disparaître entièrement. Mais cet œil était déjà envahi depuis deux jours, lorsque le malade entra à l'Antiquaille, et la cornée, épaissie et ramollie, menaçait de se rompre ou de s'exfolier. Pour combattre avec succès une maladie aussi rapide dans sa marche et aussi désastreuse dans ses résultats, il importe de ne pas perdre un seul instant, de l'attaquer de tous les côtés et par tous les moyens à la fois, et de ne lui laisser ni trêve ni relâche jusqu'à ce qu'on soit parvenu à la faire rétrograder. Chez les trois malades que j'ai eu à traiter, j'ai employé, en un petit nombre de jours, une ou deux saignées générales, de 30 à 50 sangsues, en plusieurs fois et sur différents siéges, cinq ou six purgations, autant de vésicatoires, des collyres au nitrate d'argent, à forte dose en commençant, puis à dose graduellement décroissante, et, enfin, quelques attouchements avec le crayon de nitrate d'argent.

Il est quelques autres espèces de blennorrhagies qui sont le fruit d'une perversion profonde du sens moral ou du rafinement de la plus honteuse débauche. Elles sont heureusement bien rares. Je vais en dire quelques mots pour payer mon tribut à la science, mais j'aurai garde d'entrer dans les détails, car de pareils tableaux ne manqueraient pas de vous inspirer du dégoût, si l'on n'avait soin de les couvrir d'un voile en vous les présentant.

6° *Blennorrhagie de l'anus.* — Je n'ai vu que deux ou trois fois la blennorrhagie de l'anus bien caractérisée, et voici ce qu'elle m'a présenté de plus remarquable : 1° le malade éprouve, dans la partie affectée, une douleur incessante ou un sentiment permanent d'inquiétude ; 2° cette douleur est disproportionnée aux autres signes de l'inflammation dont la partie malade est le siége ; 3° les émollients, les calmants et les antiphlogistiques n'exercent sur elle qu'une faible influence ; 4° le nitrate d'argent, en injections, en triomphe aisément.

7° *Blennorrhagie buccale.* — J'ai observé sept ou huit fois une maladie particulière de la bouche, qui ne me paraît être qu'une blennorrhagie buccale. Cette maladie se voit surtout sur les lèvres et sur le voile du palais , mais elle peut occuper aussi toutes les autres parties de la bouche. Dans les points qu'elle occupe, la membrane muqueuse est plus rouge et plus villeuse qu'à l'ordinaire. Ses petits vaisseaux, distendus par un sang bleuâtre, lui donnent un aspect arborisé, et ses glandules mucipares, gonflées et saillantes, la couvrent de petites granulations. On n'y voit aucun écoulement, mais, en râclant sa surface , on y ramasse un peu de matière blanche, assez semblable à du muco-pus.

Cette maladie s'accompagne aussi d'une douleur constante ou d'une sensation pénible qui tourmente incessamment le malade et le plonge dans une inquiétude profonde. Cette douleur, ou cette sensation anormale, résiste aussi à tous les calmants et à tous les antiphlogistiques , et je ne l'ai vu céder qu'au nitrate d'argent, en gargarisme et en attouchement, soit avec la pierre, soit avec un pinceau imbibé d'une solution concentrée.

DE LA SYPHILIS.

Je passe maintenant à cette autre maladie vénérienne, bien plus grave que celle dont je viens de vous entretenir, qui commence par un ulcère , puis, véritable poison morbide, se répand dans la constitution entière, s'identifie avec elle, y parcourt ses périodes ou ses âges avec une sorte de régularité, si l'art n'intervient pas, et ne s'éteint alors qu'avec la vie du malade, le plus souvent après s'être multipliée par contact ou propagée par génération.

Je veux parler de la syphilis proprement dite qui, frappant à la fois les différentes classes de la société, y produit des ravages d'autant plus affreux que, contractée en secret, elle se développe souvent en silence et atteint quelquefois des victimes innocentes et pures.

Il n'est peut-être pas de maladie qui ait suscité d'aussi nombreux travaux que celle-là. Depuis longtemps on cherche à déchirer le voile épais qui la recouvre. Ce voile a été soulevé sur plusieurs points ; des vérités importantes nous sont définitivement acquises ; mais que de points obscurs réclament encore de nouvelles lumières ! Que de problèmes encore insolubles se dressent devant celui qui ne se borne pas à effleurer la surface, mais qui veut pénétrer dans les profondeurs de la syphilographie ! J'ai fait de nombreux efforts pour résoudre quelques-uns de ces problèmes, et c'est le résultat de ces efforts que je vais faire connaître.

Mais, pour qu'on puisse bien apprécier la valeur des documents sur lesquels je m'appuie, je dois dire que j'ai fait

prendre l'observation de tous mes malades et que le sommaire de chaque observation a été consigné sur un registre,
dans une case spécialement affectée à chaque malade; que,
par conséquent, lorsque les malades sont venus plusieurs
fois, il m'a été possible de comparer entr'eux les divers accidents qu'ils ont présentés à différentes époques, et de juger ainsi, soit de la marche naturelle de la maladie, soit
des effets produits par les traitements employés. Je dois
dire aussi que le nombre total des malades qui ont passé
sous mes yeux, à l'Antiquaille, et, par conséquent, de mes
observations, s'élève à près de six mille dont les cinq dou-
zièmes, environ, appartiennent à la syphilis. C'est donc
d'une masse d'environ deux mille cinq cents faits que découlent les considérations qui vont suivre, sans compter
ceux qui appartiennent à ma pratique privée et auxquels il
est bien permis d'accorder aussi une certaine valeur.

La syphilis peut bien présenter quelque chose de singu-
lier et de bizarre dans sa physionomie et dans ses allures,
mais au milieu de cette bizarrerie il est facile, à un obser-
vateur attentif, de saisir une sorte de régularité. Cela est
si vrai que, par le seul examen de ses symptômes, il est
presque toujours possible de juger de son âge, et d'indiquer
approximativement le moment où son germe a été implanté
sur le corps et les évolutions successives par lesquelles
elle a passé. Cette vérité, déjà entrevue par Hunter, et démontrée depuis par M. Ricord, se trouve confirmée tous
les jours par l'observation attentive des faits. Lorsque l'infection générale succède à l'ulcération primitive, elle se

manifeste au bout d'un temps assez court et qui varie,
en général, entre cinq semaines et trois mois, à partir
du début de l'ulcération. Quelquefois, cependant, les premiers symptômes qui annoncent que l'économie entière a
reçu l'influence du poison syphilitique apparaissent un peu
plus tard, mais presque jamais après le sixième mois. C'est
à peine si, parmi les faits nombreux que j'ai observés et
sur lesquels j'ai pu obtenir des renseignements suffisants, je pourrais trouver quelques rares exceptions à cette
loi.

Jadis on croyait que tous les ulcères syphilitiques primitifs produisaient inévitablement l'intoxication générale de
l'économie, si leurs effets n'étaient pas neutralisés par
ceux du mercure. Tout le monde sait aujourd'hui qu'un
bon nombre de ces ulcères restent localisés et se cicatrisent sans infecter la constitution, lors même qu'aucun
atôme de mercure n'est administré. Il y a donc des ulcères
primitifs ou des chancres qui infectent la constitution et
d'autres qui ne l'infectent pas, et ces derniers paraissent
même être les plus nombreux. Mais à quoi tient cette différence? Comment se fait-il que, provenant de la même
source, ils ne jouissent pas tous des mêmes propriétés et
qu'ils ne produisent pas les mêmes résultats? M. Ricord
parut résoudre cette grande difficulté en disant : *c'est que
les uns s'indurent tandis que les autres se cicatrisent sans
s'indurer.* L'induration est, en effet, le signe à peu près
constant à l'aide duquel on peut distinguer ces deux espèces de chancres. C'est un phénomène qui, dans quelques

cas, peut 'être douteux ou difficile à constater, mais qui n'en a pas moins une immense valeur et auquel j'ai attaché, pour ma part, une importance de plus en plus grande à mesure que j'ai étendu le cercle de mon observation. Oui, lorsque les chancres s'indurent, ils produisent infailliblement l'infection générale; oui, lorsqu'ils se cicatrisent sans s'indurer, ils n'ont, dans l'immense majorité des cas, que des effets locaux, et ils n'exercent aucune influence sur la constitution. Mais l'induration paraissant être le premier effet plutôt que la cause de l'infection générale, la difficulté ne fait que changer de place ; elle se trouve reculée mais non pas résolue, car il reste à rechercher pourquoi certains chancres s'indurent tandis que d'autres ne s'indurent pas. Si l'on pouvait découvrir les conditions qui produisent ou favorisent l'induration, on parviendrait peut-être à trouver des moyens capables de l'empêcher et de prévenir, par conséquent, l'infection générale. Ce problème est donc de la plus haute importance. Malheureusement il est hérissé de difficultés contre lesquelles il est à craindre que les efforts des observateurs ne viennent se briser encore pendant longtemps.

La solution peut être recherchée, soit du côté du malade, soit du côté du virus. 1° Du côté du malade on peut invoquer des causes locales et des causes générales. Le siége influe très-évidemment sur la production du phénomène de l'induration. Pour ne citer qu'un petit nombre d'exemples, les chancres des lèvres s'indurent plus souvent que tous les autres, car je ne me souviens pas d'en avoir rencontré un seul qui n'ait présenté ce phénomène et qui n'ait été suivi

d'infection générale (1). Ceux de la langue que j'ai observés se sont aussi presque tous indurés, tandis que dans les
autres régions l'induration constitue plutôt l'exception que
la règle. Si nous recherchons maintenant pourquoi certains
tissus disposent plus que d'autres à l'induration, nous trou-
verons que cela provient probablement de ce qu'ils sont
pourvus d'un plus grand nombre de vaisseaux lymphatiques,
et que l'absorption s'y exerce, par conséquent, d'une manière plus active. Quant aux causes générales, elles
peuvent exercer la plus grande influence sur l'apparition
de l'induration, mais elles sont mystérieuses, insaisissables
et ne peuvent être appréciées que par leurs effets. Rien,
dans la constitution des malades, n'indique qu'ils sont
aptes ou inaptes à subir l'infection, et pourquoi ils le sont
aujourd'hui tandis qu'ils ne l'étaient pas la veille, ou un
mois ou un an auparavant. 2° Du côté du virus, les recherches conduiront peut-être à des résultats plus positifs. Le
dogme d'un virus syphilitique unique, toujours identique

(1) On pourrait supposer que les chancres des lèvres qui ne sont
pas indurés passent inaperçus ; que les malades ne s'en occupent
pas et ne prennent pas la peine de consulter un médecin. Mais ces
chancres simples, s'ils existaient, s'accompagneraient probablement,
assez souvent, de bubons sous-maxillaires ; ces bubons suppureraient
quelquefois et forceraient le malade à recourir aux soins d'un médecin. Or, je n'ai jamais rencontré de cas semblable. J'ai vu bien
souvent des bubons sous-maxillaires, mais ils étaient tous satellites
de chancres indurés, et je ne les ai jamais vu suppurer. Il semble
donc que, réellement, les chancres simples ne se montrent pas sur
les lèvres, ou, tout au moins, qu'ils ne s'y montrent qu'exception-
nellement.

et ayant toujours le même degré de puissance, a bien pu, appuyé sur l'autorité des grands maîtres, détourner l'observation de la voie la plus féconde et retarder les progrès de la science. Mes propres expériences que je signalerai plus loin, auront démontré, je crois, ce que M. Auzias Turenne avait déjà avancé, à savoir, que le virus chancreux, loin d'avoir toujours la même puissance, peut présenter, sous ce rapport, des différences infinies et que l'on peut concevoir une dégradation insensible depuis le plus haut degré de la virulence jusqu'à l'absence totale de cette propriété.

En établissant que le virus chancreux n'a pas toujours le même degré de puissance, je n'entends parler que de ses effets locaux et nullement de ses effets généraux. Or, rien ne prouve qu'une proportion quelconque existe entre ces deux sortes d'effets et qu'un virus faible n'infecte pas aussi bien qu'un virus fort (1).

M. Bassereau a donné récemment une solution nouvelle et inattendue de ce difficile problème. D'après lui il existerait deux sortes de virus chancreux, l'un qui ne produit que des effets locaux et qui était connu des anciens, et l'autre qui produit toujours des chancres indurés, puis se

(1) Le pus le plus virulent et le plus facilement inoculable est celui que fournissent les chancres phagédéniques, c'est-à-dire, les chancres qui infectent le plus rarement la constitution. Celui des chancres indurés s'inocule plus difficilement, et il conserve moins longtemps des propriétés virulentes. L'un semble épuiser son action sur les tissus qu'il attaque et qu'il ronge quelquefois avec fureur; l'autre semble plus bénin parce que ses effets locaux sont ordinairement modérés et quelquefois si légers qu'ils peuvent passer complètement inaperçus.

répand dans la constitution entière, comme un poison subtil, et qui fit sa première apparition en Europe à la fin du XVe siècle. Cette opinion, que l'auteur base sur des faits nombreux, est trop nouvelle et trop difficile à vérifier pour qu'il me soit encore possible d'être fixé sur sa valeur. En attendant qu'une observation plus prolongée vienne dissiper mes doutes, je me bornerai à dire que, depuis que mon attention est portée sur ce sujet, j'ai rencontré un certain nombre de faits qui lui sont favorables et que j'inclinerais à l'adopter s'il était possible de la concilier avec ce que j'ai dit de l'influence du siége comme cause prédisposante de l'induration (1).

Quoique l'induration eût été parfaitement observée dès le commencement du XVIe siècle et que plusieurs auteurs de cette époque l'eûssent signalée comme l'un des traits les plus caractéristiques du mal français, on n'y attachait qu'une minime importance avant les remarquables travaux de M. Ricord. On croyait alors que tous les chancres, quelle que fût leur forme, infectaient nécessairement la constitution et, comme on attribuait au mercure la propriété de

(1) Lorsque j'ai été consulté pour deux époux infectés l'un par l'autre, il ne m'est jamais arrivé de trouver chez l'un un chancre induré et une syphilis constitutionnelle et, chez l'autre, un chancre simple, non suivi d'infection générale. Quand la syphilis constitutionnelle est survenue chez l'un, je l'ai toujours vu survenir chez l'autre, à moins que le premier infecté ne se soit abstenu à temps d'avoir avec l'autre des rapports sexuels. Mais alors l'un des deux ne présente aucune trace de maladie, quelle que soit l'époque à laquelle on l'examine.

neutraliser le virus syphilitique, on l'administrait dans tous les cas, depuis l'origine du chancre jusqu'à sa cicatrisation complète. Ce médicament, répandu ainsi d'une manière incessante dans l'économie, détruisait le virus syphilitique molécule par molécule, à mesure que ce virus commençait à pénétrer dans le corps par la voie de l'absorption.

A la suite de ce traitement on observait bien quelques cas de syphilis constitutionnelle, mais on les considérait comme des exceptions. Le plus souvent les malades jouissaient d'une immunité complète dont on se croyait en droit de rapporter tout l'honneur au mercure.

J'ai voulu savoir si le mercure exerçait quelque influence favorable sur les effets consécutifs des chancres, ou, en d'autres termes, si les chancres sont moins souvent suivis de syphilis constitutionnelle lorsqu'ils ont été traités par le mercure que lorsque ce remède n'a pas été administré. Cette question me parut valoir la peine d'être résolue par les faits, et dès lors je me mis à l'œuvre sans m'inquiéter des difficultés que je pourrais rencontrer. Pendant quatre ans je divisai mes malades en deux séries à peu près égales. Dans l'une de ces séries, tous les chancres, sans distinction de forme, furent traités par le mercure à l'intérieur, jusqu'à leur cicatrisation complète, c'est-à-dire, pendant un temps très-variable. Dans l'autre série, au contraire, les chancres furent traités de différentes manières, mais le mercure ne fut jamais donné. La plupart des malades très-nombreux qui composent ces deux séries n'ont plus reparu et sont perdus pour la statistique ; mais cent seize sont revenus pour des maladies très-diverses et j'ai

pu constater sur eux les effets consécutifs de leurs chancres et de leur traitement. Ces cent seize malades se ré-
partissent de la manière suivante : cinquante-six appartiennent à la série des chancres traités par le mercure :
dix-neuf ont eu la syphilis constitutionnelle et trente-sept
n'en ont présenté aucune trace. Soixante appartiennent à la série des chancres traités sans mercure : treize
ont eu la syphilis généralisée et quarante-sept n'en ont
offert aucun symptôme. Si cette statistique semble prouver
que les chancres traités par le mercure infectent plus souvent la constitution que les autres, il ne faut attribuer cela
qu'à des caprices de chiffres, comme on en voit si souvent
dans les statistiques, mais elle prouve du moins d'une manière très-claire que le mercure est sans résultat sur les
effets consécutifs des chancres et qu'il ne doit pas être
considéré comme un moyen préservatif de la syphilis constitutionnelle.

Il est donc des chancres qui infectent fatalement l'économie, en dépit du mercure et des autres moyens qu'on
leur oppose. Mais, s'il n'est pas possible, dans ces cas, d'empêcher l'infection, on peut au moins l'étouffer de bonne
heure, lorsqu'elle est en quelque sorte latente, et avant
qu'elle ait fait explosion à l'extérieur. Il faut, pour cela, que
le mercure soit employé aussi longtemps, au moins, que si
la syphilis constitutionnelle s'était déjà manifestée par de
nombreux symptômes. Il agit alors comme spécifique et
comme curatif et non pas comme préventif de l'infection
générale. Si le traitement n'est pas poussé assez loin, si
le corps n'a pas été totalement expurgé de cette terrible

infection, des manifestations ne tardent pas à avoir lieu, et alors le traitement doit être repris par sa base. On peut voir ainsi des manifestations ou des poussées successives qui font croire à l'insuffisance de l'art ou à l'incurabilité de l'infection, tandis qu'elles ne prouvent que l'imperfection des traitements que l'on a mis en usage ou la tenacité exceptionnelle de la maladie.

Je reviendrai plus loin sur les moyens qui m'ont paru les plus propres à prévenir et à combattre ces récidives désespérantes de la syphilis. Pour le moment, je me bornerai à une remarque que je crois nouvelle, c'est que les indurations monstrueuses que l'on observe quelquefois sont, en général, l'indice d'une tenacité exceptionnelle de la maladie, d'une tendance plus grande aux récidives, et nécessitent par conséquent des traitements plus longs et plus puissants.

Les malades contractant souvent de nouveaux chancres, à la suite de ceux qui les ont infectés, s'il leur survient des récidives de leur première infection on est tenté de les rapporter aux derniers chancres et d'admettre ainsi plusieurs infections successives chez le même malade. M. Ricord, en étudiant les évolutions de la syphilis avec plus de soin qu'on ne l'avait fait jusqu'à lui, parvint à distinguer les récidives des premières manifestations d'une infection nouvelle et à formuler une loi qui domine, en quelque sorte, la syphilographie, c'est que *le même individu, quel que soit le nombre des chancres qu'il contracte en sa vie, ne peut être atteint qu'une seule fois de la syphilis constitutionnelle.*

C'est ce fait général, auquel il n'a pas trouvé une seule exception, que l'on a désigné sous le nom de *loi d'unicité*.

Si cette loi n'existait pas, si le même individu pouvait contracter plusieurs fois dans sa vie des chancres suivis chacun d'une intoxication générale, les recherches auxquelles je me suis livré auraient été très-propres à le démontrer. Un assez grand nombre de malades que j'avais déjà traités à l'Antiquaille, pour des chancres indurés et pour une syphilis constitutionnelle, sont revenus une ou plusieurs fois pour de nouveaux chancres et ont trouvé une nouvelle place dans la case du registre qui leur était destinée. Eh bien, dans la très-grande majorité des cas, ces derniers chancres ne se sont pas indurés et n'ont porté aucune atteinte à la constitution. La loi d'*unicité* est donc vraie en général et se trouve confirmée par l'observation rigoureuse des faits. Mais cette loi, comme presque toutes celles de la pathologie, est sujette à quelques exceptions. J'en ai rencontré trois à l'Antiquaille et une dans ma pratique privée. Ces quatre observations que je regrette de ne pouvoir citer avec détail, trouveront leur place ailleurs. Je me bornerai, pour le moment, à en signaler les principaux traits.

1° Dans un cas, le malade vient une première fois, en avril 1851, pour deux chancres indurés et pour une syphilis secondaire caractérisée par des plaques muqueuses, un engorgement des ganglions cervicaux postérieurs et des croûtes impétigineuses du cuir chevelu. Tous ces symptômes disparaissent sous l'influence d'un traitement mercuriel de deux mois.

En mars 1852, il rentre pour un nouveau chancre qui

date de trois semaines et commence à s'indurer. Les jours suivants l'induration devient de plus en plus manifeste, et la syphilis généralisée ne tarde pas à se manifester par les signes les moins équivoques.

2° Dans un deuxième cas, le malade vient en février 1850, pour un chancre induré cicatrisé et pour une syphilis secondaire et sort guéri deux mois après environ.

Quatre ans plus tard, il revient pour d'autres chancres cicatrisés, avec une induration faible, et pour une syphilis secondaire caractérisée seulement par de la lassitude, par des douleurs articulaires et par une syphilide exanthématique très-abondante.

Ne semble-t-il pas que cette deuxième infection a été entravée dans son développement, et ses manifestations incomplètes ne présentent-elles pas de l'analogie avec les éruptions imparfaites de la varicelle ou de la varioloïde?

3° Dans un troisième cas, la deuxième infection me paraît évidente, ou du moins très-probable, mais ses manifestations moins complètes et moins franches qu'à l'ordinaire, semblent témoigner aussi qu'elle s'était déclarée dans un terrain modifié par la première infection et rendu peu apte à son développement.

4° Dans le quatrième cas, enfin, la constitution, encore mal débarrassée d'une première infection, paraît avoir reçu une nouvelle atteinte qui n'a pas tardé à se fondre avec la première et à marcher parallèlement avec elle.

Mais cette loi d'unicité une fois admise, s'ensuit-il, comme le pense M. Ricord, que la diathèse syphilitique ne se guérisse jamais et ne s'éteigne qu'avec l'existence des malades ? Est-il vrai que l'art n'ait de la puissance que contre les manifestations de la syphilis constitutionnelle et que l'on soit éternellement sous le coup d'une récidive lorsqu'une fois on a reçu les atteintes profondes de ce terrible poison ? Une telle conséquence serait désespérante. Heureusement rien ne la justifie. Puisque, dans la très-grande majorité des cas, les individus atteints de syphilis constitutionnelle peuvent, à la suite d'un traitement méthodique, reprendre tous les attributs de la santé la plus florissante, parcourir une longue carrière sans présenter jamais le plus léger symptôme de cette maladie et engendrer des enfants aussi sains que possible, de quel droit pourrait-on soutenir que leur guérison n'est pas radicale ? Sans doute on observe quelquefois des récidives à la suite des traitements les plus rationnels, mais ces récidives sont d'autant plus rares que les traitements ont été plus complets. Elles ne sont donc que des exceptions et prouvent seulement, une fois de plus, qu'il n'y a rien d'absolu dans les phénomènes qui s'accomplissent au sein de l'organisme, surtout de l'organisme malade.

Une première infection imprime dans l'économie des modifications mystérieuses qui la rendent inapte à recevoir les mêmes impressions et à reproduire des phénomènes semblables. Si c'est à ces modifications que vous donnez le nom de diathèse, je l'admets comme vous et je n'ai plus d'objection ; mais alors ne répandez pas dans le monde ces idées qui l'épouvantent et le désespèrent, et ne dites pas qu'on ne guérit jamais complètement de la syphilis constitutionnelle !

Dans un exposé aussi rapide je ne puis aborder toutes les questions litigieuses qui abondent dans le champ si vaste et si fécond de la syphilographie. Mais il en est une que je ne dois pas passer sous silence, à cause de sa haute importance et de l'intérêt tout pratique qui s'y rattache. Je veux parler de la transmissibilité des accidents secondaires de la syphilis. J'ai vu beaucoup de faits qui prouvent que ces accidents ne sont pas toujours contagieux. J'en ai vu d'autres, mais en petit nombre, qui tendent à démontrer qu'ils le sont quelquefois, mais ces faits, de même que la plupart de ceux qui ont été publiés, présentent quelques lacunes, sont incomplets sur quelques points et, par conséquent, ne sont pas suffisants pour entraîner une entière conviction. Je pense donc, comme M. Ricord, que les faits cliniques ne suffisent pas et que ce problème ne peut recevoir une solution complètement satisfaisante que par l'expérimentation.

Il est très-certain que les accidents constitutionnels, quels qu'ils soient, ne sont pas contagieux pour le malade qui en est atteint. Toutes les tentatives de ce genre que j'ai faites ont été infructueuses et il ne me reste aucun doute à cet égard. Mais ces résultats, déja constatés un grand nombre de fois par d'autres, ne prouvent rien car le point réellement important de la question est de savoir si ces accidents peuvent se transmettre d'un individu malade à un individu sain. Or, les expériences faites dans ce sens sont très-peu nombreuses, et l'on conçoit, en effet, que l'on ne s'expose pas facilement à introduire dans le sang d'un individu qui est encore vierge de syphilis, un poison aussi délétère et dont il est difficile de calculer d'avance toutes les conséquences. Pour moi, je ne l'ai osé qu'une fois. Il s'agissait d'un malade dont la figure était dévorée par un cancer inopérable, et, par conséquent, mortel, Je ne crus pas lui nuire en faisant cette tentative, d'autant plus que quelques théoriciens ont prétendu qu'il était possible de substituer une diathèse à une autre, par exemple la diathèse syphilitique à la diathèse cancéreuse, et de transformer ainsi une maladie incurable en une autre plus docile aux ressources de l'art.

Le 4 février 1854, après avoir obtenu du malade l'assurance qu'il n'avait jamais eu de syphilis constitutionnelle, je fis onze petites piqûres sur un espace très-circonscrit de la cuisse droite. Immédiatement après je déposai sur ces piqûres un bourdonnet de charpie que j'avais laissé, pendant une heure, en contact avec une large plaque muqueuse appartenant à un autre malade qui n'avait encore fait aucun traitement antisyphilitique. Cette charpie, recouverte d'un verre de montre, fut laissée en place pendant deux jours, afin de favoriser, autant que possible, les chances de l'inoculation. Malgré cette précaution les piqûres ne furent que très-faiblement influencées. Quelques unes présentèrent, les jours suivants, un peu de rougeur et une élevure à peine sensible. Ces légers symptômes se dissipèrent bientôt complètement et le malade succomba aux progrès de son affection cancéreuse, le 29 juin suivant, c'est-à-dire, presque cinq mois après cette tentative d'inoculation, sans avoir présenté aucun symptôme de syphilis constitutionelle.

La syphilis étant presque toujours , à son début, une affection locale et commençant habituellement par un ou plusieurs ulcères, véritables foyers où elle puise la force qui lui est nécessaire pour frapper l'ensemble de la constitution, on ne doit pas hésiter à détruire ces ulcères, à éteindre ces foyers, dès les premiers jours de leur existence. la crainte de favoriser ainsi la généralisation de la syphilis , de renfermer le loup dans la bergerie, comme on l'a répété à satiété , est une crainte chimérique qui ne repose sur aucun fondement rationnel. Toutes les fois que les chancres sont récents, petits, peu nombreux, non indurés et entourés d'une auréole inflammatoire peu étendue , on doit les détruire jusque dans leurs racines, par la cautérisation. Employée dans ces conditions, la méthode abortive fait disparaître les chancres en un temps très-court et prévient presque toujours les bubons et l'infection générale. Tous les caustiques peuvent, à la rigueur, produire ce résultat. J'en ai vu plusieurs réussir parfaitement ; mais celui auquel je donne la préférence, parce qu'il est plus facile à employer et que ses résultats sont plus simples et plus satisfaisants, c'est le nitrate d'argent fondu. On dépose sur le chancre un fragment de ce caustique d'un volume proportionnel à l'étendue de l'ulcère et à l'épaisseur de son auréole virulente et on le laisse à demeure, couvert d'un peu de charpie. L'eschare, se détachant bientôt, met à nu une petite plaie simple qui se cicatrise rapidement.

Lorsque les chancres ne se trouvent plus dans les conditions que je viens de supposer, la méthode abortive ne peut plus être employée et le malade doit subir toutes les conséquences qui découlent de ces foyers d'infection. L'art doit se borner alors à abréger le plus possible leur période virulente, à hâter leur cicatrisation et à atténuer leurs effets délétères, soit sur les ganglions correspondants, soit sur la constitution entière. Ces différentes indications peuvent être remplies par une multitude de moyens dans le détail desquels il m'est impossible d'entrer. Forcé de me tenir au sommet de la question, je dirai seulement que le mercure ne doit jamais être donné à l'intérieur tant que les chancres ne sont pas indurés, attendu qu'il découle clairement de mes observations que ce remède n'exerce alors aucune influence sur la marche des chancres, qu'il ne les empêche pas de s'indurer et qu'il ne prévient jamais l'infection générale.

Si les chancres se sont indurés, le mercure est désormais indispensable ; mais convient-il de l'administrer immédiatement, ou bien, vaut-il mieux attendre les premières manifestations de la syphilis généralisée ? Après avoir employé tour à tour ces deux méthodes, et avoir apprécié par les faits les avantages et les inconvénients qui sont inhérents à chacune d'elles, je n'hésite pas à donner la préférence à la première. Le mercure doit être administré dès que l'induration est devenue manifeste. Outre qu'il hâte alors la cicatrisation des chancres, il prévient le plus souvent toute manifestation générale et préserve les malades de ces prostrations, de ces céphalalgies et de tant d'autres symptômes qui se déroulent presque comme une chaine sans fin lorsque l'intoxication syphilitique n'est pas entravée dans son évolution.

Lorsque la syphilis secondaire est confirmée, le mercure est encore le seul agent qui ait réellement le pouvoir de la détruire. L'iodure de potassium qu'on a voulu lui substituer échoue constamment dans ce cas ou ne produit que des guérisons incomplètes. Plus le traitement mercuriel est court, plus la récidive est à craindre ; plus il est long et plus la guérison radicale est assurée.

Malheureusement, tous les individus n'étant pas influencés au même degré par les remèdes, et rien ne pouvant faire apprécier d'avance ces différences individuelles, il est impossible de déterminer avec rigueur le point précis où le traitement doit s'arrêter. Toutefois il résulte de mes observations :

1º Qu'un mois et demi de traitement est rarement suffisant ;

2º Qu'après un traitement de deux mois, la guérison se maintient le plus souvent, mais que les récidives sont encore fréquentes ;

3º Qu'après trois mois de traitement, les récidives sont rares mais s'observent quelquefois ;

4º Que, malgré ces quelques récidives, un premier traitement mercuriel ne doit pas dépasser trois mois, en général, à moins que la syphilis n'ait eu pour point de départ un chancre compliqué d'une induration très-volumineuse.

Pour que le mercure produise tous les effets curatifs qu'on est en droit d'en attendre, il faut qu'il soit administré d'après certaines règles que je vais essayer d'établir. On doit toujours commencer par des doses faibles dont l'effet est suffisant dans le principe, mais à la condition de les élever graduellement, à peu près tous les huit jours, si l'on ne veut voir l'économie s'y habituer bientôt et la maladie reparaître avec toute sa force, après avoir cédé pendant les premiers jours. Cette méthode réussit très-bien pendant la première moitié du traitement, mais arrivé à la seconde, on se trouve souvent dans l'alternative, ou de fatiguer l'organisme par des doses trop fortes, ou de laisser reparaître la maladie en s'en tenant à des doses trop faibles.

Après plusieurs tâtonnements je suis parvenu à faire disparaître très-heureusement cette difficulté. J'ai reconnu que lorsque l'habitude a émoussé la puissance d'une prépa - ration mercurielle, les autres préparations à base de mercure conservent encore toute la leur et ont échappé à cette influence. Au lieu d'élever indéfiniment les doses du remède , il est donc plus simple et plus convenable , lorsqu'on est arrivé au milieu du traitement, de substituer une préparation mercurielle à une autre, en commençant aussi par des doses faibles que l'on élève graduellement. Je puis affirmer que depuis que j'ai adopté cette méthode, c'est-à-dire, depuis quatre ans environ, je n'ai presque jamais vu les malades fatigués par leur traitement, et je crois pouvoir ajouter que les récidives ont été moins fréquentes (1).

(1) A une époque où j'avais pour principe de m'en tenir à la même préparation mercurielle pendant toute la durée du traitement, il m'arrivait assez souvent de voir surgir de nouvelles poussées syphi- litiques, en dépit du remède porté cependant à une dose qu'il n'était pas possible de dépasser sans s'exposer à fatiguer l'estomac ou à

Toutes les préparations mercurielles jouissent de propriétés antisyphilitiques, mais à des degrés très-divers. J'en ai essayé un grand nombre et celles auxquelles je donne la préférence sont le bi-chlorure et le proto-iodure. Ces

produire quelques désordres dans l'économie. J'essayai de combattre ces nouveaux symptômes en changeant la préparation, et, comme le bi-chlorure était le remède que j'employais généralement alors, je lui substituai, dans ces cas, le proto-iodure, en commençant par des doses proportionnellement plus faibles, et en les augmentant ensuite graduellement. Ce changement ne manqua jamais de dissiper rapidement ces nouvelles poussées. En conséquence, je fus porté à croire que le proto-iodure était doué de propriétés plus puissantes que le bi-chlorure, ou qu'il était mieux adapté aux infections syphilitiques déja un peu invétérées. Pour m'en assurer, je fis une contre-épreuve. Un bon nombre de malades, atteints de syphilis constitutionnelle, furent soumis de prime abord et pendant toute la durée de leur traitement, à l'usage du proto-iodure hydrargyrique. Des poussées nouvelles se montrèrent encore quelquefois, pendant ces traitements, et ces poussées s'évanouirent rapidement sous l'influence du bi-chlorure substitué au proto-iodure, et donné aussi à dose faible en commençant. Poussant ensuite plus loin mes recherches, je reconnus que, lorsque ces deux préparations ont perdu elles-mêmes une grande partie de leur puissance par l'effet de l'habitude, d'autres préparations mercurielles conservent encore la leur. Les faits de ce genre se sont présentés très-fréquemment à mon observation et m'ont parfaitement convaincu de la réalité du principe de thérapeutique que j'ai établi, à savoir *que l'influence de l'habitude ne porte pas sur toutes les préparations mercurielles à la fois et que, lorsqu'elle a émoussé la puissance de l'une de ces préparations, les autres ont échappé à cette influence, et conservent encore la leur d'une manière à peu près intégrale.* Si l'on réfléchit que ce principe permet de continuer le traitement pendant un temps très-long, à dose suffisante, sans fatiguer les malades, on reconnaîtra qu'il est d'une grande importance dans la thérapeutique des maladies syphilitiques.

deux préparations ont une puissance à peu près égale ; ce sont celles que j'emploie le plus communément en les substituant l'une à l'autre dans le cours du même traitement. La première produit des effets à peu près équivalents, à dose cinq fois moins forte, et n'a sur la seconde qu'un seul avantage, c'est de déterminer beaucoup plus rarement le gonflement des gencives et la salivation.

J'ai déjà dit que les récidives s'observaient quelquefois, même à la suite des traitements les plus irréprochables. Elles attestent alors, dans la constitution de ceux qui les présentent, quelque chose d'exceptionnel et d'insolite qui fait que les remèdes produisent sur elle des impressions plus faibles qu'à l'ordinaire et doivent être employés à dose plus forte, ou pendant un temps plus long, pour produire des effets thérapeutiques complets.

Le traitement des récidives de la syphilis secondaire est généralement peu connu, et, par conséquent, mal fait. On ne les attribue pas à leur véritable cause. On accuse le mercure d'impuissance et on s'adresse à l'iodure de potassium , au chlorure d'or et à tant d'autres remèdes qui sont beaucoup moins puissants que lui. Les résultats sont faciles à prévoir. Si le remède le plus puissant a échoué, les autres doivent difficilement réussir, et c'est ainsi que l'on voit des récidives se succéder un grand nombre de fois et jeter le médecin dans le découragement et les malades dans le désespoir. Etant tombé moi-même dans ces errements, au commencement de ma pratique, j'ai pu en apprécier tous les dangers et il est de mon devoir de les faire connaître.

J'ai cherché de bonne heure un traitement plus efficace pour ces récidives et j'ai trouvé qu'il consistait à reprendre l'usage du mercure, en élevant un peu plus les doses que la première fois, en prolongeant plus longtemps son emploi et en renforçant son action par l'iodure de potassium, à la fin du traitement. Si le premier traitement avait été de trois mois, le second devra être de quatre mois et demi, environ, et si une nouvelle récidive reparaissait encore, le troisième devrait être de six mois.

Les récidives reconnaissent souvent pour cause le défaut de régularité et les interruptions fréquentes que les malades font subir à leur traitement. Rien n'est plus nuisible que ces traitements morcelés qui fatiguent les organes et ne font que harceler la syphilis, sans la guérir jamais.

La syphilis peut être comparée à un être vivant qui a fixé son siége au sein de l'organisme et qui ne peut être détruit que par un certain nombre de doses de poison, administrées d'une manière non interrompue. Si le traitement est abandonné avant que cet être mystérieux ait été complètement anéanti, celui-ci reprend bientôt sa force et sa vigueur premières, et les quelques doses qui auraient suffi pour l'éteindre, quelques jours auparavant, ne peuvent dès lors plus rien contre lui. On voit ainsi des malades recommencer toujours leur traitement sans le finir jamais et absorber de la sorte des quantités prodigieuses de remèdes de tout genre qui, unissant leurs effets à ceux de la syphilis elle même, produisent quelquefois des lésions effroyables, soit du côté du système vasculaire, soit du côté du système nerveux. J'ai vu l'anasarque résulter de ces

traitements détestables et entraîner la mort. J'ai vu aussi,
sous l'influence des mêmes causes, quatre malades tomber
dans un état étrange caractérisé par une prostration profonde, par l'hébétude et par une somnolence continuelle.
L'art et la nature triomphèrent deux fois de ces graves
atteintes. Les deux autres malades s'éteignirent insensi-
blement, et, chose étrange! à l'autopsie je ne trouvai aucune
espèce de lésion anatomique qui vînt rendre raison, je ne
dirai pas de la mort, mais des symptômes que j'avais observés
pendant la vie.

Ce que je viens de dire de la syphilis secondaire et de
ses récidives s'applique aussi à la syphilis vieillie et
parvenue à sa période tertiaire, mais avec deux différences
essentielles. La première, c'est que le mercure doit être
remplacé par l'iodure de potassium qui lui est bien su-
périeur dans ces cas, et la deuxième, que les traitements
doivent être au moins moitié plus longs.

PROPHYLAXIE DE LA SYPHILIS.

Lorsque la syphilis fit son apparition en Europe, à la fin
du XVme siècle, elle se répandit avec une rapidité inouïe
et frappa ses victimes avec une effroyable intensité. Mais
on ne tarda pas à voir ce fléau perdre peu à peu une partie
de sa fureur ; aussi les auteurs qui écrivirent un demi siècle
plus tard, crurent-ils pouvoir prédire qu'il ne serait que
temporaire et qu'il disparaîtrait au bout de quelques siècles,
comme avait fait la lèpre, cet autre fléau plus effroyable et

plus terrible encore. Cette prédiction ne s'est pas réalisée et, malheureusement , rien n'annonce qu'elle doive se réaliser un jour. Entretenue et propagée par des passions que l'on ne parviendra jamais à étouffer, la syphilis s'étend de plus en plus, au lieu de disparaître. Elle s'insinue peu à peu dans les villages, dans les hameaux et quelquefois jusque dans les chaumières, d'où l'avaient excluc pendant longtemps des mœurs simples et pures, et si elle se montre moins cruelle qu'autrefois pour chacune de ses victimes, c'est peut-être uniquement parce que l'art est mieux armé pour la combattre (1).

Lorsqu'on réfléchit à tous les ravages que produit cette maladie ; lorsqu'on voit le nombre de victimes qu'elle frappe incessamment ; lorsqu'on songe surtout que bon nombre de ces victimes, ignorant la gravité du mal qui les dévore, ne se soummettent pas à des traitements suffisants, et transmettent à leurs descendants le poison qui circule dans leurs veines, il est impossible de ne pas être effrayé et de ne pas appeler de tous ses vœux la découverte de quelque remède efficace, qui, tarissant le mal dans sa source, l'empêche de

----

(1) D'après une idée émise récemment par M. le docteur Clerc (voy. *Union Médicale*, 1854, n⁰ˢ 151 et 152), les chancres indurés et la syphilis constitutionnelle deviendraient de plus en plus rares. Cet auteur pense que non seulement les individus qui ont ou ont eu la syphilis constitutionnelle, ne peuvent plus contracter des chancres indurés, comme l'a établi M. Ricord, mais encore que le virus, en passant de nouveau par leur organisme , perd pour toujours le pouvoir d'infecter d'autres constitutions et ne conserve que celui de produire des effets locaux, c'est-à-dire, de reproduire des chancres simples.

se propager, le rende de plus en plus rare et finisse par le faire disparaître entièrement.

Plusieurs tentatives hardies ont été faites pour obtenir ce résultat immense, mais jusqu'ici, il faut l'avouer, aucune n'a été couronnée de succès. La *syphilisation*, la plus audacieuse de toutes, n'a pu réaliser ses brillantes promesses. Séduit par ses pompeuses annonces, je l'ai mise en pratique une fois et ce fait unique a suffi pour me convaincre de son impuissance et de ses dangers (1).

La *vaccination syphilitique*, imaginée par M. Diday, s'est montrée bien plus modeste et, surtout, bien plus innocente. Elle n'avait pour but que de prévenir la syphilis constitutionnelle chez les malades atteints déjà de chancres ; mais, comme elle excluait de sa sphère d'action tous les chancres indurés, il en résulte qu'elle ne prétendait préserver que les malades les moins exposés à l'infection générale.

Persuadé que rien n'autorise jusqu'à présent à espérer la découverte d'un vaccin syphilitique et que ce vaccin, s'il était connu, serait encore difficilement applicable, ce n'est pas dans ce sens que j'ai dirigé mes investigations. J'ai cherché à découvrir une substance qui soit douée du pouvoir de neutraliser complètement le virus syphilitique , même lorsqu'il est insinué depuis plusieurs heures dans l'épaisseur de la peau ou des membranes muqueuses et de l'anéantir avant qu'il ait eu le temps de produire les moindres effets. Le problème était très-difficile à résoudre, car il fallait que cette substance réunît plusieurs conditions presque inconci-

(1) Voyez *Gazette médicale de Paris*, 1852, n° 39, p. 606.

liables. Ainsi il fallait : 1° qu'elle fût douée de propriétés assez actives pour détruire ce virus, mais pas assez pour cautériser les piqûres ou les excoriations ; 2° qu'elle fût liquide pour pouvoir s'insinuer facilement dans les membranes, à travers les moindres fissures ; 3° qu'elle ne fût pas irritante afin que la peau et les membranes muqueuses pussent supporter son contact ; 4° qu'elle ne fût ni toxique, ni vénéneuse, afin que son absorption n'exposât à aucun accident et 5° enfin, qu'aucun élément d'un prix élevé n'entrât dans sa composition et ne l'empêchât de devenir vulgaire.

Ces difficultés ne me rebutèrent pas. Certain que si une telle découverte était difficile, du moins elle n'était pas impossible, puisque *Luna Calderon* avait déjà trouvé, en 1812, un liquide neutralisant dont il ne fit pas connaître la composition ; encouragé d'ailleurs par l'espoir de découvrir un secret qui pouvait avoir des conséquences incalculables, je me mis à l'œuvre avec ardeur et j'entrepris, en novembre 1853, une série d'expériences dont je vais indiquer brièvement les résultats, me proposant de les publier bientôt d'une manière plus étendue.

Depuis quelque temps je me livrais à des recherches sur les effets que pouvaient produire les différents chlorures employés dans le pansement des chancres et des bubons ulcérés et j'avais remarqué que celui d'entre tous qui était doué, sous ce rapport, des propriétés les plus remarquables, était le chlorure de zinc. Dissous dans trente ou quarante fois son poids d'eau distillée ou d'alcool, il modifie puissamment la surface des chancres, les transforme quelquefois rapidement en plaies simples, surtout s'ils sont élevés, et en amène alors la cicatrisation en un petit nombre de jours. Assez souvent, il est vrai, il produit des eschares superficielles ; il agit alors trop fortement et doit être remplacé par un chlorure plus faible, celui de barium par exemple, ou par tout autre moyen. Ce chlorure étant d'ailleurs sans effet sur la peau tant que l'épiderme est intact et s'insinuant facilement à travers les plus légères fissures, me parut réunir plusieurs conditions favorables, et ce fut par lui que je commençai mes expériences. Dissous dans huit fois son poids d'eau distillée et appliqué sur une piqûre récemment inoculée, il détruit le virus et empêche la formation du chancre ; mais, comme il cautérise légèrement tout l'intérieur de la piqûre, il se forme, au bout de deux ou trois jours, un léger travail éliminatoire, d'où résulte une pustule simple qui dure ordinairement de six à neuf jours.

Le chlorure de zinc ne remplit donc pas toutes les conditions désirables. Il préserve mais il cautérise. J'eus beau varier les doses de ce remède et l'associer de différentes manières, je ne pus pas sortir de l'alternative de cautériser ou de n'obtenir qu'une préservation incomplète.

L'iodure de zinc, le chlorure de cadmium et le chlorure de barium que j'essayai ensuite produisent des effets analogues : ils préservent, lorsque leur solution est assez concentrée, mais en donnant lieu à une pustule simple.

Le perchlorure de fer ne cautérise pas les piqûres, mais il ne préserve pas ; il ne fait que retarder un peu les effets du virus. Quel que soit le degré de concentration auquel on l'emploie, on n'obtient pas de meilleur résultat. Tout insuf-

fisant qu'il est, ce médicament me parut doué de propriétés
précieuses et, loin de le rejeter, je cherchai, par différentes
combinaisons ou associations, à lui donner les qualités qui
lui manquent sans lui faire perdre celles qu'il possède déjà.
Après quelques essais, le problème me parut résolu. Ayant
appliqué, sur une piqûre d'inoculation, une solution de
perchlorure de fer et d'acide citrique, la préservation fut
obtenue de la manière la plus irréprochable. Je répétai
l'expérience un certain nombre de fois, et j'obtins toujours
à peu près les mêmes succès. Je me croyais arrivé au terme
de mes expériences, lorsque je fus arrêté tout à coup par un
de ces obstacles imprévus que la nature sème souvent sous
les pas des expérimentateurs, comme si elle voulait que les
découvertes fussent toujours le prix de la persévérance.

L'échantillon de perchlorure de fer qui m'avait servi jus-
que-là étant épuisé, je m'en procurai un autre qui ne fut
plus doué des mêmes propriétés : la préservation ne
fut plus obtenue, ni avec les mêmes doses ni avec des
doses plus fortes. Je m'adressai alors à toutes les offi-
cines, mais ce fut en vain ; je ne pus plus trouver du
perchlorure semblable au premier. Je fus alors tenté de
douter de moi-même et de croire que je m'étais fait illu-
sion dans mes premières expériences. Heureusement je
trouvai dans mon cabinet deux petits flacons contenant encore un peu du liquide que j'avais préparé avec le premier
échantillon. Je les essayai et la préservation fut obtenue.
Il n'y avait plus de doute possible. La différence des résultats ne tenait donc qu'à la différence de composition
du perchlorure que j'avais employé. Mais quelle était cette

différence et que fallait-il ajouter aux derniers échantillons
pour les rendre semblables aux premiers? Plusieurs tentatives que je fis dans ce sens furent infructueuses ; mais re-
marquant ensuite que le premier perchlorure était entièrement soluble dans l'eau distillée, tandis que les autres
l'étaient incomplètement et formaient tous un dépôt plus ou
moins considérable, je pensai que là était probablement
la clef de l'énigme. J'ajoutai donc à la solution de mes nouveaux échantillons une quantité suffisante d'acide chlorhydrique pour en compléter la solubilité et faire disparaître
toute trace de dépôt, et dès-lors les mêmes résultats purent
être obtenus. La préservation eut lieu comme avec le premier échantillon.

Maître désormais de graduer à mon gré les effets du
remède, il ne me restait plus qu'à résoudre des questions
accessoires et à déterminer :

1º Quelles sont les doses et les compositions qui préservent le mieux sans irriter les tissus sains ;

2º Quelle est la manière la plus simple et la plus efficace d'employer le remède ;

3º Quels sont les effets appréciables du remède sur les
piqûres d'inoculation ;

4º Quelle est, à partir de l'insertion du virus, la durée
du temps pendant lequel le remède jouit d'une puissance
préservatrice, et quelles sont les modifications que présentent ses effets à différentes distances de ce point de
départ ;

5º Quelles sont les causes qui peuvent faire varier les
effets préservatifs du remède :

69

Et 6° enfin, quelles sont les applications dont ce remède est susceptible.

Les nombreuses expériences que j'ai faites pour éclaircir ces différentes questions et que je ne puis rapporter ici (1), me permettent d'établir les propositions suivantes :

(1) Quoique je me propose de publier un peu plus tard la plupart de ces expériences, je vais exposer brièvement ici quelques-unes des plus importantes.

1re OBSERVATION. — *Nico*** Etienne*, âgé de 19 ans, entre à l'Antiquaille le 17 novembre 1854, pour un vaste chancre phagédénique du prépuce et du gland, datant de trois semaines, pour un bubon virulent de l'aine droite et pour un chancre inoculé sur l'index de la main gauche.

Le 14 décembre, je prends du virus sur de nouveaux chancres qui se sont inoculés spontanément sur le limbe du prépuce, et je l'inocule sur la cuisse gauche, au moyen d'une lancette. Je couvre ensuite la piqûre d'un verre de montre, que je laisse à demeure.

Le 15, l'inoculation a produit une pustule caractéristique au fond de laquelle se voit un petit ulcère à fond gris, à bords taillés à pic et entouré d'une auréole rouge.

A 10 heures et 20 minutes, c'est-à-dire, 24 heures après l'inoculation, je dépose sur ce petit ulcère une goutte d'un liquide préservatif composé de 32 grammes d'eau distillée, de 4 grammes de perchlorure de fer, et de quantité égale d'acide citrique et d'acide chlorhydrique.

A 10 heures 40 minutes, j'absorbe le liquide avec de la charpie. Les bords et le pourtour de l'ulcère présentent une élevure de six ou sept millimètres de diamètre, mais cette élevure est un peu irrégulière, comme mamelonnée. Il semble que quelques points, protégés probablement par un dépôt de lymphe plastique, n'ont pas été atteints par le liquide.

Le 16, l'auréole inflammatoire a presque disparu et s'est affaissée. La surface de l'ulcère est un peu brunâtre.

Le 17, M. Bondet, interne du service, pratique, à 7 heures 5 mi-

1º La dose la plus convenable de perchlorure de fer et d'acide citrique est de quatre grammes de chaque pour

nutes du matin, deux inoculations sur la cuisse droite, avec le pus des chancres du limbe, que j'ai déjà éprouvé, et, en outre, avec celui d'un petit chancre qui s'est formé depuis deux ou trois jours sur la partie inférieure du méat urinaire.

Le même jour, à 9 heures 10 minutes, il pratique une troisième inoculation, 8 centim. plus bas, avec le pus des mêmes chancres.

A midi et 3 minutes, 4 heures 58 minutes après les premières inoculations et 2 h. 53 minutes après la troisième, je dépose sur chaque piqûre une goutte du préservatif déjà indiqué.

Le 18, l'une des trois piqûres est un peu rouge, les deux autres ne le sont pas.

Ce jour-là, M. Boudet a pratiqué deux inoculations nouvelles avec le pus des mêmes chancres que la veille, l'une à 6 heures et demie du matin, sur la cuisse droite, et l'autre à 8 heures et demie, sur la cuisse gauche.

A 10 heures et demie, c'est-à-dire, quatre heures après la première inoculation et deux heures après la deuxième, je mets une goutte du préservatif sur chacune des deux piqûres ; 10 minutes après, chaque piqûre est entourée d'une élevure régulière semblable à une piqûre de cousin.

Ce malade a donc six piqûres d'inoculation, deux sur la cuisse gauche et quatre sur la cuisse droite. Ces piqûres ont été traitées par le liquide préservatif, 24 heures, 5 heures (en ne tenant pas compte des fractions), 4 heures, 3 heures et 2 heures après l'inoculation, et, pour me rendre plus clair, c'est par ces chiffres que je les désignerai dans la suite de ma description.

Le 17, la piqûre de 24 heures va assez bien, l'ulcère ne s'étend pas et l'auréole diminue toujours. Les 4 autres vont parfaitement bien et ne présentent ni rougeur ni élevure.

Le 20, les piqûres de 5 heures et de 3 n'offrent toujours aucune rougeur. Celles de 4 et de 2 en présentent une légère. (Je dois faire remarquer que le liquide avait été tenu moins longtemps en contact avec ces deux piqûres, à cause de la direction oblique des surfaces.)

Le 22, le petit ulcère de 24 heures n'offre plus d'auréole inflam-

·trente-deux grammes d'eau distillée. En ajoutant à cette
solution un gramme d'acide chlorhydrique la préservation

matoire, mais il est stationnaire. Les quatre autres piqûres sont complètement guéries.

Le 23, l'ulcère de 24 heures étant toujours stationnaire, je le fais
panser avec un mélange de 16 gr. d'onguent basilicum et de 4 gr.
d'oxyde rouge hydrargyrique.

2ᵉ OBSERVATION. — *Litau*** François*, âgé de 45 ans, entre à l'Antiquaille le 21 décembre 1854, pour un chancre simple du sillon
balano préputial, datant de trois semaines, et pour lequel il n'a fait
aucun traitement.

Le 22, j'inocule le pus de ce chancre sur la cuisse gauche au
moyen de deux piqûres pratiquées à 6 centimètres l'une de l'autre.

Une heure après, je lave la première piqûre avec le liquide de
M. Langlebert et je mets sur cette piqûre un bourdonnet de charpie
imbibé du même liquide. Immédiatement après je mets sur la
deuxième piqûre un bourdonnet de charpie imbibé du liquide préservatif indiqué dans l'observation précédente.

Le même jour, je fais une troisième inoculation sur la cuisse droite
et je ne mets sur cette piqûre aucun préservatif.

23. Le liquide de M. Langlebert a produit la vésication de tous
les points qu'il a touchés.

La deuxième piqûre, sur laquelle j'ai mis mon préservatif, ne présente ni rougeur ni élevure.

La troisième n'offre pas encore de pustule, mais elle est rouge et
élevée, et, en la pressant latéralement, on en fait sortir un peu de
sérosité roussâtre.

24. La troisième piqûre offre une petite pustule caractéristique.
Je déchire cette pustule et je dépose sur l'ulcère qui commence à se
former au-dessous, un petit fragment de nitrate d'argent fondu.

27. La cautérisation a arrêté le progrès du chancre inoculé.

Le liquide de M. Langlebert a neutralisé les effets de l'inoculation, au moins en partie, mais en produisant le soulèvement de l'é-
piderme et en érodant la superficie du derme.

72

a lieu, mais elle est incomplète ou incertaine. Avec deux
grammes d'acide chlorhydrique la préservation est plus

La piqûre traitée par l'autre préservatif n'offre ni pustule ni inflammation.

5e observation. — *Mal*** Louis*, âgé de 16 ans, entre à l'Antiquaille le 28 octobre 1854, pour une syphilis secondaire survenue
à la suite d'un chancre induré qu'il a contracté il y a trois mois,
et qui est actuellement cicatrisé. Je le soumets à un traitement mercuriel.

Le 19 décembre, à 10 heures 43 minutes du matin, M. Bondet
pratique deux inoculations sur la verge, une dans le fond du sillon
balano-préputial, à droite, et l'autre sur la partie antérieure de la
muqueuse préputiale. Cette inoculation est faite avec du pus qui
vient d'être pris, à la consultation gratuite, sur un chancre perforant
du frein, datant de 24 à 25 jours et encore à la période de progrès.

A 11 heures 13 minutes, 30 minutes après l'inoculation, je dépose sur chaque piqûre une goutte du préservatif déjà indiqué et je
mets pardessus un peu de charpie imbibée du même liquide.

20. La charpie est restée en place. Les parties avec lesquelles elle
a été en contact ne sont nullement irritées. Les piqûres sont à
peine visibles. Celle du prépuce est si peu apparente, que nous res-
tons incertains sur son véritable siége.

21. Les piqûres sont à peine apparentes.

22. Idem.

23. Idem. La préservation a été aussi parfaite que possible.

Le 24 décembre, à 6 heures 25 minutes du matin, M. Bondet
pratique deux nouvelles inoculations sur la muqueuse du prépuce,
l'une en haut, près du limbe, et l'autre à droite, près du sillon,
avec du pus virulent pris sur le chancre du nommé Georges
Vial****, qui est arrivé à l'hospice le 23. Ce chancre, situé à gauche
du frein, date de trois semaines, et il est en voie de progrès.

Le même jour, à dix heures 48 minutes (4 heures et 23 minutes
après l'inoculation), je lave tout le gland et le prépuce avec le même liquide que précédemment et je mets pardessus une bandelette

sûre et avec quatre grammes elle est plus sûre encore. On obtient ainsi pour formule :

de linge imbibée de ce liquide. Cette bandelette est enlevée une heure après.

26. La piqûre du prépuce est sèche et à peine visible. Celle du sillon ne présente pas de pustule, mais elle est un peu béante.

27. Les piqûres n'ont absolument rien produit.

28. Le résultat est aussi parfait que possible. Un contact d'une heure produit donc une préservation aussi complète qu'un contact plus prolongé.

4e OBSERVATION. — *Boi*** Gaspard*, âgé de 24 ans, entre, le 7 décembre 1854, pour une syphilis constitutionnelle commençante, survenue à la suite d'un chancre induré de la lèvre inférieure, contracté il y a trois mois, cicatrisé et accompagné d'un bubon sous-maxillaire indolent. Je le soumets immédiatement à un traitement général.

Le 24 décembre, à 6 heures 17 minutes du matin, M. Bondet pratique deux inoculations sur la muqueuse du prépuce, près du sillon, avec du pus virulent qui vient d'être pris sur les chancres d'une femme du service des vénériennes. Ces chancres, existent depuis 18 jours, sont phagédéniques, multiples, en voie de progrès et occupent la fourchette, ainsi que les grandes et les petites lèvres.

A 10 heures et 39 minutes (4 heures et 22 minutes après l'inoculation) je lave tout le gland et le prépuce avec un liquide composé de 32 grammes d'eau distillée, de 4 gr. de perchlorure de fer, de 4 gr. d'acide citrique et de 2 gr. d'acide chlorhydrique, et, par conséquent, plus faible que le précédent. J'entoure ensuite ces parties d'une bandelette de linge imbibée du même liquide, et cette bandelette est enlevée une heure après.

26. Les piqûres sont un peu élevées, mais ne présentent pas de pustules.

27. Pas de pustule, mais les piqûres ne sont pas fermées.

28. Toujours point de pustule, mais les piqûres sont un peu plus apparentes que dans les cas précédents.

29. Les piqûres sont guéries et ne paraissent presque plus.

Eau distillée,   32 grammes.

Perchlorure de fer,
Acide citrique,   ana 4 «
Acide chlorhydrique,
M. S. A.

On forme encore un liquide doué de propriétés à peu

5ᵉ OBSERVATION. — *Châtel** François*, âgé de 19 ans, entre le 16 octobre 1854, pour un chancre du sillon balano-préputial, compliqué de phymosis. Quelque temps après le chancre s'indure et je commence le traitement général le 25 novembre suivant.

Le 24 décembre l'induration a presque disparu, et il n'y a pas eu de manifestation secondaire.

Ce jour-là, à 6 heures 10 minutes du matin, M. Bondet pratique deux inoculations, l'une sur la muqueuse du prépuce, à gauche, et l'autre sur le gland, à droite, avec le pus virulent de la même femme qui en a fourni pour les inoculations du malade précédent.

Le même jour, à 10 heures 27 minutes (4 heures et 17 minutes après l'inoculation), je lave le gland et le prépuce avec le liquide préservatif fort (c'est-à-dire, composé de perchlorure de fer, d'acide citrique et d'acide chlorhydrique, 4 gr. de chaque sur 32 gr. d'eau distillée), et j'applique ensuite tout autour une bandelette de linge imbibée du même liquide. Cette bandelette est laissée en place pendant 24 heures.

En même temps, pour m'assurer des qualités du virus employé, je fais inoculer le même pus sur la cuisse gauche et je ne mets sur la piqûre aucun préservatif.

26. La piqûre de la cuisse a produit une pustule chancreuse très-caractérisée, de 2 millim. de largeur, au-dessous de laquelle est un ulcère à fond gris et à bords taillés à pic. J'arrête les progrès de cet ulcère en y mettant un petit fragment de nitrate d'argent fondu.

Les deux piqûres du prépuce et du gland n'ont produit aucun résultat.

27. Ces deux piqûres n'ont toujours rien produit.

La cautérisation a arrêté le chancre de la cuisse.

28. Les piqûres ont été si bien préservées, qu'il est difficile de reconnaître les points où elles ont été pratiquées.

près identiques en retranchant l'acide citrique et en augmentant d'un tiers la dose de l'acide chlorhydrique, ce qui
donne pour formule :

Eau distillée,   32 grammes.

Perchlorure de fer,   4   »

Acide chlorhydrique   6   »

M. S. A.

Cependant, ce dernier liquide me paraît un peu plus irritant, et je donne la préférence au premier.

2° La manière la plus simple d'employer ce liquide consiste à en déposer une goutte sur la piqûre et à l'y laisser
pendant dix ou quinze minutes, ou bien à appliquer sur la piqûre un peu de charpie ou de linge qu'on en a préalablement
imbibés. Si le contact du liquide est de trop courte durée,
la préservation est incomplète et l'on voit survenir un petit
ulcère qui marche lentement et que je considère comme
un chancre imparfait.

Il suffit que la charpie ou le linge soient maintenus appliqués pendant une heure pour que la préservation soit
complète. Un temps plus court suffirait même probablement, mais il n'y a point d'inconvénient à les laisser vingt-
quatre heures.

3° Aussitôt que le liquide est mis en contact avec la
piqûre, le malade éprouve un sentiment de cuisson qui ne
dure qu'un instant. Un moment après on voit la piqûre
s'élever et prendre la forme d'une papule. Puis cette élevure
s'étend peu à peu du centre à la circonférence et finit par
prendre assez bien l'aspect d'une piqûre de cousin. Au bout

de vingt à trente minutes, environ, elle cesse de s'étendre: demi-heure après elle commence à se flétrir, et quelques heures plus tard il n'en reste plus aucune trace. Cette élevure est l'indice certain que le liquide a pénétré dans la piqûre, qu'il s'est infiltré dans les mailles du tissu réticulaire de la peau et que le virus qui paraît s'y insinuer beaucoup plus lentement, a été complètement atteint. Pour que la préservation soit assurée, il faut que cette élevure acquière une étendue suffisante, ce qui nécessite l'absorption d'une certaine quantité de liquide, et voilà pourquoi il faut que ce liquide reste en contact avec la piqûre pendant un certain temps.

4° La préservation peut être obtenue tant que le virus n'a produit sur la piqûre aucun effet appréciable. Au bout de deux heures, de quatre heures et de six heures elle a été aussi complète qu'après un temps plus court, pourvu que le liquide ait été laissé sur la piqûre pendant un temps suffisant.

Si l'inoculation a déjà produit des effets sensibles, soit une pustule, soit seulement une papule, l'absorption du liquide se fait mal, l'élevure ne se forme pas d'une manière régulière et, conséquemment, la préservation demeure incomplète. La cautérisation avec le nitrate d'argent solide est alors bien plus sûre et doit être préférée.

5° Les effets du liquide préservatif peuvent être modifiés, non seulement par les doses des substances actives qui entrent dans sa composition et par la durée de son contact avec les parties contaminées, mais encore par le degré d'activité du virus employé. J'ai vu des doses faibles préserver complètement dans certains cas, et ne produire dans d'autres que des préservations incomplètes. D'après les faits que j'ai observés, je crois pouvoir établir que le virus syphilitique a d'autant plus d'énergie que l'ulcère qui le fournit est plus récent, et d'autant moins, au contraire, que cet ulcère se rapproche davantage du moment où il se transforme en plaie simple. Cela ne veut pas dire que le virus produise des chancres nécessairement plus bénins dans un cas que dans un autre, car il peut se retremper et se régénérer par une nouvelle germination, mais seulement qu'il épuise, en quelque sorte, le sol sur lequel il a été implanté, qu'il s'affaiblit lui-même en vieillissant, qu'il produit plus lentement ses effets et qu'il résiste moins à l'action neutralisante du liquide préservatif.

6º Ce liquide me paraît susceptible de plusieurs autres applications. D'abord il modifie les chancres simples avec une rapidité vraiment remarquable et leur fait perdre quelquefois en vingt-quatre heures la propriété de sécréter du pus virulent.

Le vaccin est neutralisé par ce liquide, de la manière la plus complète. Ce fait offre peu d'importance par lui-même, mais il permet de croire que l'on parviendrait peut-être à empêcher l'éruption variolique et les stigmates désolants qu'elle laisse quelquefois, en lavant avec ce liquide, en temps opportun, les parties de la peau que l'on voudrait préserver.

Enfin, ce liquide serait-il capable de neutraliser le virus de la rage aussi bien que celui de la syphilis et de la vaccine? Si l'expérience venait à répondre affirmativement, la science aurait fait une conquête importante. Ce remède ne cautérisant pas les tissus, on ne craindrait pas de s'en servir pour laver toutes les morsures, même les moins suspectes, et la rage n'aurait jamais lieu ; tandis que la cautérisation, outre qu'elle repousse bon nombre de victimes par l'effroi qu'elle inspire, n'atteint pas toujours toutes les morsures et ne détruit pas toujours tout le virus.

Je viens de faire connaître un moyen très-simple et très-facile de neutraliser le virus syphilitique partout où il se trouve, et de tarir ainsi dans sa source l'une des maladies les plus répandues et les plus redoutées (1). En le livrant à la publicité, je crois remplir un devoir impérieux et

(1) Avant de me livrer aux recherches que je viens de faire connaître, j'avais essayé plusieurs fois le liquide de M. Langlebert. Je l'ai essayé plusieurs autres fois depuis et voici les résultats que j'en ai obtenus : 1° Un petit tampon de charpie imbibé de ce liquide et placé à demeure sur une piqûre, peu de temps après l'inoculation, détruit le virus mais produit inévitablement une vésication sur toute l'étendue de la peau qui a subi son contact. Si l'on enlève l'épiderme ainsi soulevé, on voit le derme rouge, irrité et quelquefois excorié sur plusieurs points. On voit aussi le point où la piqûre a été faite. Ce point est ordinairement érodé, mais le chancre ne s'y forme pas. 2° Si l'on se borne à laver la piqûre et à la laisser couverte d'une couche spumeuse de ce liquide, la vésication a encore lieu, mais elle se forme lentement. 3° Si on lave la piqûre sans la laisser couverte de liquide, la vésication ne se produit pas, mais la préservation n'a pas lieu ou est incomplète.

Ces résultats ont été observés sur la cuisse. Ils seraient probablement plus prononcés encore sur la peau délicate et sur la membrane muqueuse des organes génitaux.

sacré ; mais qu'il me soit permis de ne pas le suivre dans ses applications et de jeter un voile sombre sur ces plaies hideuses de la société. Sera-t-il accueilli favorablement, et ne me semble-t-il pas déjà entendre murmurer de loin le reproche d'immoralité ? Si un reproche semblable venait à être formulé, je le repousserais de toutes mes forces. Ce qui est immoral, c'est la débauche, c'est la dépravation, c'est la promiscuité, c'est, en un mot, ce qui peut nécessiter l'emploi de ce moyen prophylactique. Ce qui serait immoral encore, pour un médecin, ce serait d'avoir dans ses mains les moyens de prévenir de grands maux et de refuser d'en faire usage, pour un motif quelconque. La médecine est comme la charité ; elle doit faire le bien en détournant la tête. Sa mission sainte est de guérir les maux, de quelque source qu'ils émanent ; et l'on voudrait qu'elle refusât de les prévenir ! et qu'on ne dise pas que la syphilis doit faire exception à ces règles éternelles. Si Dieu avait voulu l'envoyer en expiation à la débauche, comme on l'a soutenu, pourquoi n'aurait-elle pas exercé ses ravages dans les sociétés antiques où la dépravation des mœurs était portée au comble ?

Si les mœurs sont aujourd'hui meilleures, ce n'est pas à la crainte qu'inspire la syphilis qu'il faut l'attribuer, mais à l'action bienfaisante du Christianisme. Que la religion poursuive donc son œuvre ; qu'elle épure les sentiments et les mœurs qui en sont l'expression générale ; qu'elle apaise les passions désordonnées ; qu'elle éteigne peu à peu ces foyers impurs où s'allument tant de maux et qui sont la honte des sociétés, et la médecine applaudira la première à de tels résultats. Mais, en attendant, qu'on ne lui oppose point d'obstacles lorsqu'elle poursuit aussi son œuvre non moins sublime, qui consiste à prévenir les maladies toutes les fois qu'elle le peut, à les guérir lorsqu'elle n'a pu les prévenir et à les soulager lorsqu'elle ne peut les guérir.

Messieurs,

Je termine ici l'exposé, trop long peut-être, quoique bien incomplet, de ma pratique chirurgicale pendant les six années dont le terme expire. Ce temps, je l'ai consacré au soulagement des malheureux. Mais la science a aussi des droits et des devoirs sacrés que j'ai dû ne pas méconnaître. Chargé d'un enseignement clinique, j'ai cherché à inculquer aux élèves les principes et les théories qui peuvent conduire aux progrès, aussi bien que les pratiques de l'art qui ont une utilité plus directe.

Je quitte les hopitaux avec un regret dont je ne chercherai pas à dissimuler l'amertume. Quoique vivant désormais hors de leur enceinte, je leur resterai toujours attaché par les souvenirs et par la reconnaissance. Les relations bienveillantes et cordiales que j'ai entretenues pendant si longtemps avec des collégues justement estimés, et avec les élèves qui ont partagé mes travaux, seront toujours chères à mon cœur et ne s'effaceront jamais de ma mémoire. Je n'oublierai jamais non plus que les jours que j'ai passés dans ces asiles de la douleur et des misères ont été pour moi pleins de charmes, quoique absorbés par le travail et par des préoccupations incessantes. Je n'oublierai jamais enfin qu'à côté de tant de maux qui témoignent des défaillances humaines, j'ai vu des existences modestes qui, poussées par ces sentiments sublimes que la religion seule est capable d'inspirer, affrontent ce que l'humanité a de plus repoussant et se partagent entre la prière et les pratiques touchantes de la charité.

Et, puisque le mot de charité est sorti de ma bouche, me serait-il permis d'oublier ces hommes généreux auxquels l'estime publique a confié le patrimoine des pauvres et qui, dérobant un temps précieux à leurs propres affaires, veillent avec une sollicitude toute paternelle sur les malheureux que les maladies et la misère amènent dans nos hôpitaux ? Ces hommes dont le zèle et le dévoûment ne connaissent pas de bornes et qui n'espèrent d'autre récompense ici-bas que la reconnaissance des malades, la considération et le respect de leurs concitoyens et les satisfactions intérieures qui sont inséparables de la pratique des bonnes œuvres.

C'est avec un sentiment de vénération profonde que je
viens déposer entre vos mains le dépôt honorable et important que vous m'aviez confié. Puissé-je en avoir disposé
selon vos intentions charitables et éclairées ! Mon succes-
seur, je n'en doute pas, continuera dignement la tâche qui
a été si bien commencée par mes prédécesseurs et que j'ai
remplie moi-même aussi bien qu'il m'a été possible. Ses
publications et ses travaux sont garants de ce qu'on peut
attendre de son zèle et de ses connaissances étendues.

Quant à vous, Messieurs les Administrateurs, vous vous
êtes montrés les dignes successeurs de ces hommes de bien,
dont j'ai déjà parlé avec admiration dans cette enceinte,
qui ont fondé l'Antiquaille et l'ont rendu prospère sans
autre ressource que leur zèle infatigable et la charité publique. Vous avez continué leur œuvre. Chaque année vos
mains bienfaisantes apportent à cet asile des pauvres des
améliorations importantes qui augmentent la pureté de l'air
et le bien-être de ses habitants. Recevez donc ici le té-

moignage public de ma reconnaissance et mes remercî-
ments pleins de respect pour tout le bien que vous avez
fait et que vous ferez encore à un hospice où j'ai passé les
plus belles années de ma vie, où j'ai trouvé tant de cor-
diale sympathie et que je quitte avec tant de regret.

FIN.